AF641883

Instrumentarium und Lagerungstechnik
bei unfallchirurgischen Operationen

Instrumentarium und Lagerungstechnik bei unfallchirurgischen Operationen

2., bearbeitete Auflage

von

E. Jonasch und H. Arzinger-Jonasch

mit 60 Abbildungen

Walter de Gruyter
Berlin · New York 1985

Dr. sc. med. Erich Jonasch
Dozent der Universität Wien
Facharzt für Unfallchirurgie
DDR - 7010 Leipzig, Ferdinand-Lassalle-Str. 10

Prof. Dr. sc. med. Helmtraut Arzinger-Jonasch
Leiterin der Traumatologischen Abteilung
der Chirurgischen Klinik der Karl-Marx-Universität
DDR - 7010 Leipzig, Liebigstraße 20a

CIP-Kurztitelaufnahme der Deutschen Bibliothek

Jonasch, Erich:

Instrumentarium und Lagerungstechnik bei unfallchirurgischen Operationen/E. Jonasch; H. Arzinger-Jonasch. – 2., bearb. Aufl. – Berlin; New York: de Gruyter, 1985.
ISBN 3-11-010030-4
NE: Arzinger-Jonasch, Helmtraut:

2., bearbeitete Auflage
Alle Rechte vorbehalten
Lizenzausgabe für
Walter de Gruyter & Co.
Berlin – New York
© VEB Verlag Volk und Gesundheit Berlin 1985
Printed in the German Democratic Republic
Gesamtherstellung: Druckerei „Magnus Poser“ Jena, Betrieb des Graphischen Großbetriebes INTERDRUCK Leipzig
Einbandgestaltung: Rudolf Hübler, Berlin

Vorwort zur 2. Auflage

Die Notwendigkeit der Veröffentlichung eines kurzgefaßten Buches über Instrumentarium und Lagerungstechnik bei unfallchirurgischen Operationen für Operationsschwestern und -pfleger findet ihre Bestätigung in der erforderlichen Neuauflage. Es soll betont werden, daß es sich hierbei keinesfalls um eine Operationslehre handelt. Als Grundlage der Instrumentenkunde enthält es die für das Verständnis des Operationsablaufes notwendigen, kurzgefaßten Erläuterungen des jeweiligen Eingriffes.
Neuen Entwicklungen bzw. Ergänzungen der Osteosynthesetechnik wurde Rechnung getragen, die Mesh-graft-Technik aufgenommen und die Fibrinklebung in der Unfallchirurgie dargestellt. Die Beschreibung des Instrumentariums erfolgt in alphabetischer Reihenfolge.
Hauseigene bewährte Modifikationen der einzelnen Operateure werden stets zu berücksichtigen sein.

Leipzig, 1984

E. Jonasch
H. Arzinger-Jonasch

Inhaltsverzeichnis

ALLGEMEINER TEIL

1. Lagerung des Verletzten 11

2. Operationswäsche 14
2.1. Abdecktücher 14
2.2. Schlitztücher 14
2.3. Doppelschlitztücher 14
2.4. Filmkassettenbezüge 14
2.5. Bezüge für Röntgenbildverstärker 14
2.6. Strümpfe 15

3. Blutleere und Blutsperre 16

4. Röntgen 17

5. Chirurgische Nadeln 18

6. Nahtmaterial 19
6.1. Catgut 19
6.2. Leinenzwirn 19
6.3. Seide 20
6.4. Vollsynthetisches Material 20
6.5. Stahldraht 21
6.6. Stärkebezeichnungen des Nahtmaterials 21

7. Osteosynthesematerial 21
7.1. Knochenschrauben 21
7.1.1. Spongiosaschraube 21
7.1.2. Kortikalisschraube 22
7.1.3. Malleolarschraube 22
7.1.4. Bohrer und Gewindeschneider für Schrauben 24
7.2. Knochenplatten 24
7.2.1. Gerade Platte für Druckosteosynthese 24
7.2.2. Selbstspannende gerade Knochenplatte 24
7.2.3. Druckosteosyntheseplatte für gelenknahe Brüche 24
7.2.4. Einfache Knochenplatte 24

7.2.5. Plättchen 25
7.3. Marknägel........................... 25
7.4. Dreilamellennägel 27
7.5. Elastische Rundnägel nach Ender 28
7.6. Winkelplatten 30
7.6.1. Schenkelhals- und pertrochantere Oberschenkelplatte 30
7.6.2. Kondylenplatte 31

8. Antriebsmaschinen 31
8.1. Bohrmaschine 31
8.2. Oszillierende Knochensäge........................... 31
8.3. Markraum-Bohrmaschine........................... 31

9. Unfallchirurgische Instrumente 32

10. Standardinstrumentensätze........................... 50
10.1. Weichteilsatz 51
10.2. Knochensätze........................... 52
10.2.1. Knochensatz für kleine Operationen 52
10.2.2. Knochensatz für große Eingriffe 52
10.3. Satz für Schrauben und Platten............. 56
10.4. Satz für kleine Schrauben und Plättchen 56
10.5. Handchirurgiesatz ohne Sehnen und Knochen. 56
10.5.1. Satz für Sehnen in der Handchirurgie 57
10.5.2. Knochensatz für die Handchirurgie 57
10.6. Wundversorgungssatz........................... 60
10.7. Satz für Lokalanästhesie bei Knochenbrüchen. 60
10.8. Satz für Abdomen und Thorax 61

SPEZIELLER TEIL

1. Anlegen eines Streckverbandes (Extension).... 63

2. Venae sectio 65

3. Tracheotomie 66

4. Spongiosaentnahme aus dem Darmbein 67

5. **Hautübertragung (Transplantation)** 68
5.1. Hautläppchen nach Reverdin 68
5.2. Spalthautlappen 68
5.3. Gitter- oder Meshtransplantate............. 68
5.4. Vollhautlappen (Krause) 70

6. **Operationen an der oberen Extremität** 71
6.1. Schlüsselbeinbruch – Schlüsselbeinpseudarthrose 71
6.2. Verrenkung im Schultereckgelenk 72
6.3. Gewohnheitsmäßige (habituelle) Schulterverrenkung (Bankart) 73
6.4. Gewohnheitsmäßige Schulterverrenkung (Eden-Hybinette) 74
6.5. Epiphysenlösung am oberen Oberarmende 75
6.6. Bruch des großen oder kleinen Rollhöckers am Oberarmkopf 75
6.7. Schultergelenknahe Oberarmbrüche (Subkapitale Humerusfraktur) 76
6.8. Oberarmschaftbruch 77
6.9. Oberarmschaftpseudarthrose 78
6.10. Suprakondylärer Oberarmbruch bei Kindern.. 80
6.11. Brüche am unteren Oberarmende (Distale Humerusfrakturen)........................ 80
6.12. Apophysenlösung von den Oberarmepikondylen 82
6.13. Bruch des Ellenhakens 82
6.14. Pseudarthrose des Ellenhakens............. 83
6.15. Speichenkopfbruch – Entfernung und Rekonstruktion............................ 84
6.16. Speichen- oder Ellenschaftbruch 85
6.17. Pseudarthrose des Ellen- bzw. des Speichenschaftes 86
6.18. Unterarmschaftbruch – Plattenosteosynthese.. 87
6.19. Unterarmschaftpseudarthrose – Plattenosteosynthese 88
6.20. Bruch der Elle und Verrenkung des Speichenkopfes (Monteggia) 88
6.21. Bruch der Speiche und Verrenkung der Elle (Galeazzi) 89
6.22. Handgelenksnaher Speichenbruch 90
6.23. Versteifung des Handgelenkes (Arthrodese) ... 91
6.24. Pseudarthrose des Handkahnbeins.......... 92
6.25. Bruch der Basis des 1. Mittelhandknochens ohne Verrenkung (Rolando) 93

6.26. Verrenkungsbruch an der Basis des 1. Mittelhandknochen (Bennett) 94
6.27. Brüche der Mittelhandknochen 95
6.28. Mittelhandknochen – Osteotomie 96
6.29. Brüche im Bereich der Finger 97
6.30. Strecksehnenausriß an den Langfingern 98
6.31. Amputation im Ober- und Unterarmbereich .. 99
6.32. Amputation im Bereich der Finger 100

7. Operationen an der unteren Extremität 100
7.1. Hüftpfannenbruch 100
7.2. Hüftgelenk – Totalendoprothese 101
7.3. Epiphysenlösung des Oberschenkelkopfes 103
7.4. Bruch des Oberschenkelhalses – Dreilamellennagel. Bruch des Oberschenkels pertrochanter – Dreilamellennagel und Platte 104
7.5. Bruch des Oberschenkelhalses – Winkel- oder Kondylenplatte 105
7.6. Bruch des Oberschenkels pertrochanter – Elastische Rundnägel nach Ender 107
7.7. Oberschenkelschaftbruch – gedeckte Marknagelung 108
7.8. Oberschenkelschaftbruch – offene Marknagelung 109
7.9. Marknagelentfernung – Oberschenkel und Schienbein 110
7.10. Suprakondylärer Oberschenkelbruch – Hakenförmige Marknägel (Rush pin) 111
7.11. Suprakondylärer Oberschenkelbruch – Kondylenplatte 112
7.12. Bruch eines Oberschenkelknorren 113
7.13. Quadrizepsplastik 114
7.14. Amputation im Bereich des Oberschenkels 115
7.15. Meniskusverletzung des Kniegelenkes 116
7.16. Riß der Rektussehne 116
7.17. Bruch der Kniescheibe – Zuggurtung 117
7.18. Bruch der Kniescheibe – Entfernung (Patellektomie) 118
7.19. Gewohnheitsmäßige Kniescheibenverrenkung . 119
7.20. Versteifung des Kniegelenkes (Arthrodese) 119
7.21. Riß der Seiten- und Kreuzbänder des Kniegelenkes 120
7.22. Riß des Kniescheibenbandes 121

7.23. Bruch im Bereich des Schienbeinkopfes 122
7.24. Unterschenkelschaftbruch – Gedeckte Marknagelung ... 123
7.25. Unterschenkelschaftbruch – Offene Marknagelung ... 124
7.26. Unterschenkelschaftbruch – Plattenosteosynthese ... 125
7.27. Unterschenkelschaftbruch – Drahtumschlingung (Goetze) ... 126
7.28. Unterschenkelschaftbruch – Äußere Spanner .. 127
7.29. Wadenbeinosteotomie ... 129
7.30. Schienbeinpseudarthrose ... 129
7.31. Schienbeinbruch mit Beteiligung des oberen Sprunggelenkes (Pilon-Brüche) ... 131
7.32. Amputation im Bereich des Unterschenkels .. 132
7.33. Marknagelentfernung – Schienbein ... 133
7.34. Riß der Achillessehne ... 133
7.35. Versteifung des hinteren unteren Sprunggelenkes (Arthrodese) ... 134
7.36. Versteifung des oberen und hinteren unteren Sprunggelenkes (Arthrodese) ... 135
7.37. Bruch des äußeren Knöchels ... 136
7.38. Bruch des inneren Knöchels ... 138
7.39. Pseudarthrosen des inneren Knöchels ... 139
7.40. Zerreißung der unteren Bandverbindung zwischen Schien- und Wadenbein (Syndesmose) .. 139
7.41. Abbruch eines Keiles vom hinteren unteren Schienbeinende ... 140
7.42. Bruch des inneren und äußeren Knöchels 141
7.43. Zerreißung der Bänder im Bereich des äußeren Knöchels (Subluxatio tali supinatoria) ... 142

8. **Schädeltrepanation** ... 143

9. **Bauch- und Brustkorbverletzungen** ... 145

Sachwortverzeichnis ... 147

ALLGEMEINER TEIL

1. Lagerung des Verletzten

Die richtige Lagerung des Verletzten ist eine der Voraussetzungen für einen komplikationslosen Operationsablauf. Im folgenden werden einige typische Lagerungen vorangestellt. Im speziellen Teil erfolgen Angaben zu jedem Operationsverfahren.

Rückenlagerung, Kniegelenk auf 90° gebeugt (Abb. 1)

Durch Abklappen einer oder beider Beinauflagen des Operationstisches können die Kniegelenke auf 90° gebeugt werden. Zusätzlich kann noch eine geringe Kopftieflagerung notwendig werden. Diese Lagerung findet bei den Operationen an den *Kniegelenksmeniszi* und bei der *Osteosynthese von Brüchen am unteren Oberschenkelende* ihre Anwendung.

Rückenlagerung I auf dem Extensionstisch (Abb. 2)

Bei der Rückenlagerung am Extensionstisch für die Operation eines *Schenkelhals-* oder *pertrochanteren Oberschenkelbruches* sollen beide Beine gleich weit abgespreizt und gleichermaßen rotiert sein.

Rückenlagerung II auf dem Extensionstisch (Abb. 3)

Diese Lagerung braucht man zur *gedeckten Schienbeinmarknagelung*. Die Hüfte ist dabei auf 90° gebeugt, die Kniekehle wird durch eine Rolle unterstützt. Das Kniegelenk ist auf 70° bis 80° gebeugt.

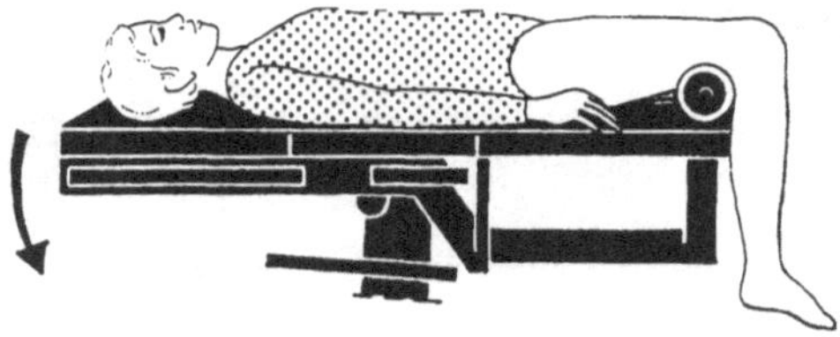

Abb. 1 Beinauflage abgeklappt, das Kniegelenk in einer Beugestellung von 90°

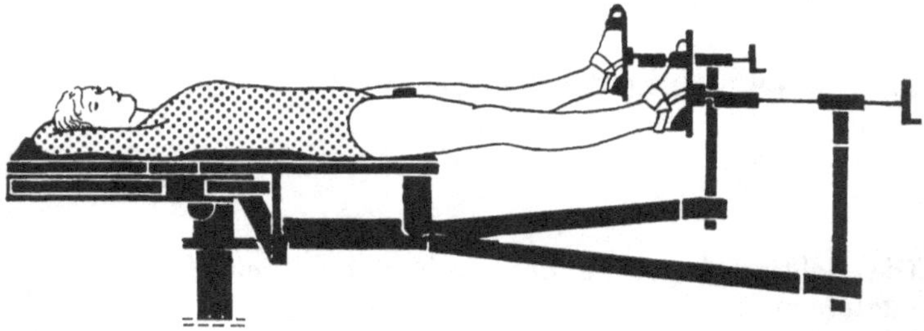

Abb. 2 Rückenlagerung I am Extensionstisch. Hüft- und Kniegelenke gestreckt

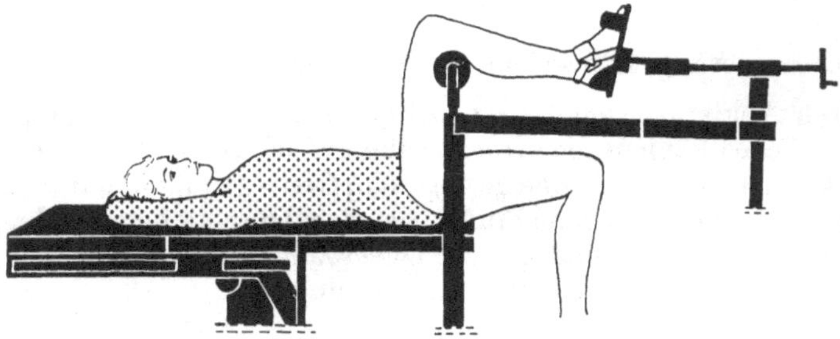

Abb. 3 Rückenlagerung II am Extensionstisch. Knie- und Hüftgelenk gebeugt

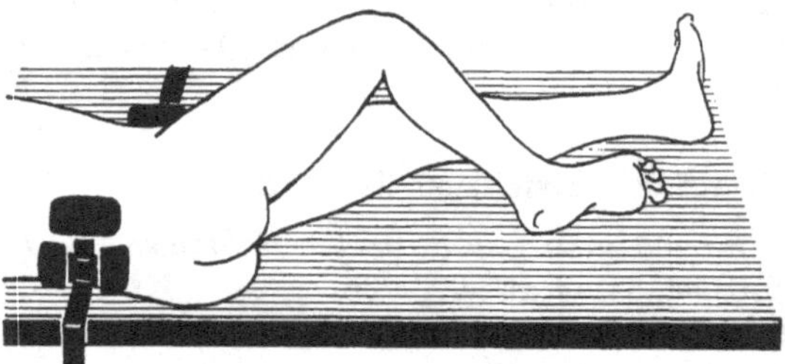

Abb. 4 Seitenlagerung

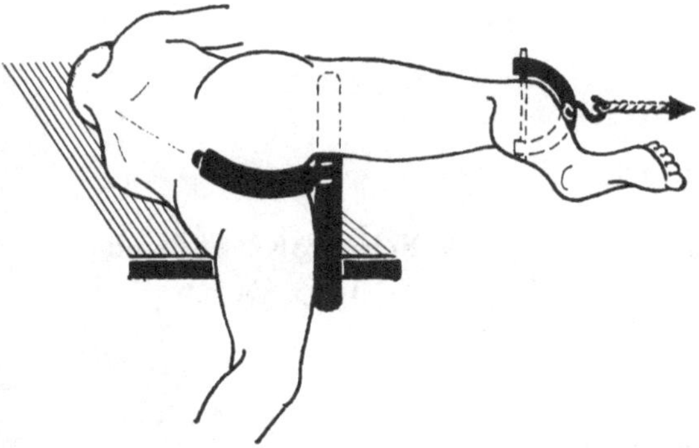

Abb. 5 Seitenlagerung am Extensionstisch

Seitenlagerung, Hüft- und Kniegelenk gebeugt (Abb. 4)

Bei der Seitenlagerung müssen Gegenstützen am Bauch und am Rücken angelegt werden. Für die *offene Oberschenkelmarknagelung* werden Hüft- und Kniegelenk gebeugt.

Seitenlagerung am Extensionstisch (Abb. 5)

Die *gedeckte Oberschenkelmarknagelung* wird in Seitenlagerung auf dem Extensionstisch durchgeführt. Der Längszug erfolgt dabei am gestreckten Bein mittels einer Fußlasche oder, wenn ein Drahtzug angelegt wurde, an diesem, wobei das Kniegelenk gebeugt werden muß.

Bauchlagerung

Die Bauchlagerung ist bei einigen Operationen im *Ellbogengelenksbereich* und *am unteren Unterschenkelende* notwendig, z. B. Bruch am unteren Oberarmende, Achillessehnenriß, Arthrodesen im Sprunggelenksbereich usw.

Die Höhe der Unterlage – Sandsack oder Gummirolle – an der Vorderseite des unteren Unterschenkelendes ist von der jeweils durchzuführenden Operation abhängig.

Der Patient wird auf dem Operationstisch zuerst auf dem Rücken gelagert! Erst nach erfolgter Narkose und Intubation kann die Bauchlagerung ausgeführt werden.

2. Operationswäsche

2.1. Abdecktücher

Als Abdecktücher sollen folgende Normgrößen vorhanden sein:

40 × 60 cm	110 × 130 cm	160 × 250 cm
80 × 80 cm	140 × 160 cm	

2.2. Schlitztücher

65 × 65 cm, Schlitz 20 cm für Versorgung kleiner Zufallswunden

140 × 160 cm, Schlitz 40 cm
160 × 250 cm, Schlitz 40 cm

2.3. Doppelschlitztücher

160 × 250 cm mit 2 Schlitzen zu je 40 cm
Sie werden verwendet, wenn während der Operation eine Spanentnahme aus dem gesunden Schienbein oder von Spongiosa aus dem gleichseitigen Beckenkamm erforderlich ist.

2.4. Filmkassettenbezüge (Abb. 6)

Während der Operation müssen Röntgenaufnahmen unter sterilen Bedingungen gemacht werden können. Dazu eignen sich Taschen aus Leinen, deren Größe entsprechend der Filmformate ist. Diese Taschen haben eine große Lasche, die nach dem Einlegen der Filmkassette in die Tasche umgeschlagen wird. Damit ist Sterilität gewährleistet.

2.5. Bezüge für Röntgenbildverstärker

Ihre Größe und Form richtet sich nach den jeweilig verwendeten Bildverstärker-Röntgeneinrichtungen.

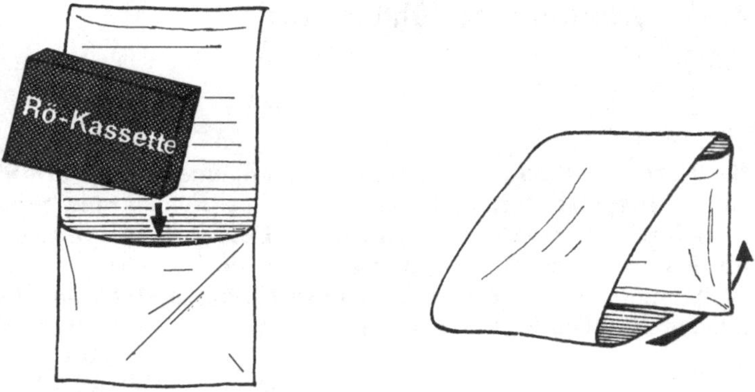

Abb. 6 Filmkassettenbezüge

2.6. Strümpfe

Bei den Operationen an den Extremitäten bewähren sich zum sterilen Abdecken der entsprechenden Extremität peripher des Operationsgebietes weite Strümpfe aus Baumwollgewebe. Diese werden, damit sie nicht verrutschen können, mit 2 Tuchklemmen an der Haut fixiert. Anschließend umwickelt man die Klemmen und den weiten Strumpf zirkulär mit einer Mullbinde.

Durch diese einfache Abdeckung ist die genaue Form der Extremität peripher des Operationsgebietes sichtbar (Vermeidung von Rotationsfehlern usw.).

Strumpfgrößen:

Obere Extremität: 55×15 cm
Oberschenkel: 85×30 cm
Unterschenkel: 65×25 cm

Die Vorbereitung des Patienten zur Operation und die Abdeckprinzipien sind von Klinik zu Klinik verschieden, so daß darauf hier nicht eingegangen wird.

3. Blutleere und Blutsperre

Bei Extremitätenoperationen hat sich allgemein die Blutleere oder Blutsperre durchgesetzt. Nachteilige Folgen sind nicht zu befürchten, wenn alle technischen Details genau beachtet werden. Nicht verwendet werden darf die Blutsperre, wenn auch nur eine leichte Durchblutungsstörung besteht und bei offenen Brüchen 2. und 3. Grades.

Geräte:

Zellstoffrollen
Pneumatische Manschetten von 7–20 cm Breite
Reduzierventil bei Anschluß an eine zentrale Preßluftleitung
Elastische Binden
Gummibinden

Technik:

Bevor der Verletzte narkotisiert wird, ist an der entsprechenden Stelle am Oberarm bzw. am Oberschenkel eine Lage Zellstoff auf die Haut und darüber die pneumatische Manschette anzulegen. Um ein Verrutschen der Manschette beim Aufblasen zu verhindern, empfiehlt es sich, sie mit einer elastischen Binde zu fixieren.
Bei der Blutleere wird die entsprechende Extremität hochgelagert, mit Gummibinden von den Fingern bzw. von den Zehen her bis zur Manschette ausgewickelt und diese aufgeblasen. Hierauf werden die Gummibinden entfernt.
Bei der Blutsperre wird nur die Extremität hochgelagert, die Gefäße mit der Hand ausgestrichen und die Manschette aufgeblasen.

Der Maximaldruck in der Manschette soll betragen:

am Arm 300 mmHg (39,99 kPa)
am Bein 500 mmHg (66,65 kPa)

Bei Infektionen oder Tumoren darf die Extremität nicht ausgewickelt werden.

Maximaldauer der Blutsperre:

am Arm 1 h
am Bein $1^1/_2$ h

Ist eine längere Operationsdauer notwendig, so muß die Blutsperre vorübergehend für 10 min aufgehoben werden. Die Zeitkontrolle erfolgt am besten durch den Anästhesisten. Die Zeitdauer ist im Anästhesieprotokoll zu vermerken.

Blutsperre an den Fingern und Zehen

Bei frischen Zufallswunden eignet sich an den Fingern und Zehen zur Blutsperre ein einfacher Gummischlauch mit einem Durchmesser von 5 mm und 25 cm Länge. Der Schlauch wird an der Finger- oder Zehenbasis zusammengedreht und seine Stellung mit einer kleinen geraden Klemme fixiert.

4. Röntgen

Bei unfallchirurgischen Operationen werden 2 Arten von Röntgeneinrichtungen verwendet:

1. fest installierte Aufnahme- und Durchleuchtungseinrichtung,
2. mobile Aufnahme- und Durchleuchtungseinrichtung (im Text kurz als Röntgenbildverstärker bezeichnet).

In der präoperativen Phase werden Röntgenkontrollen z. B. zum Einrichten der Brüche oder allgemeine Orientierungsdurchleuchtungen durchgeführt. Intraoperativ kann der Ablauf überwacht werden, z. B. bei geschlossener Marknagelung. Am Ende der Operation erfolgt die Abschlußkontrolle.
Für eine weitgehende Wahrung der Asepsis ist es erforderlich, die Röntgenbildverstärker mit sterilen Stoffbezügen abzudecken und bei ihrer Handhabung sorgfältig darauf zu achten, daß sie nicht unsteril werden.
Auf die Einhaltung der Strahlenschutzbestimmungen und der Anweisungen, denen elektrische Geräte bei Verwendung in explosionsgefährdeten Bereichen unterliegen, soll hier nur hingewiesen werden.

Filmformate

9×12 cm	24×30 cm	30×40 cm
13×18 cm	15×40 cm	35×35 cm
18×24 cm	20×40 cm	20×96 cm

Die größeren Filmformate eignen sich nicht für den fahrbaren Röntgenapparat bzw. Röntgenbildverstärker.

5. **Chirurgische Nadeln** (Abb. 7)

Die chirurgischen Nadeln werden in 2 große Gruppen eingeteilt:

1. Öhrnadeln (hier wird zwischen normalem Öhr und Federöhr unterschieden) und
2. öhrlose Nadeln.

Bei den öhrlosen Nadeln ist der Faden in den Schaft der Nadel eingebracht. Sie können daher nur einmal mit diesem Faden verwendet werden. Ihre Bezeichnung ist auch „atraumatische Nadel".

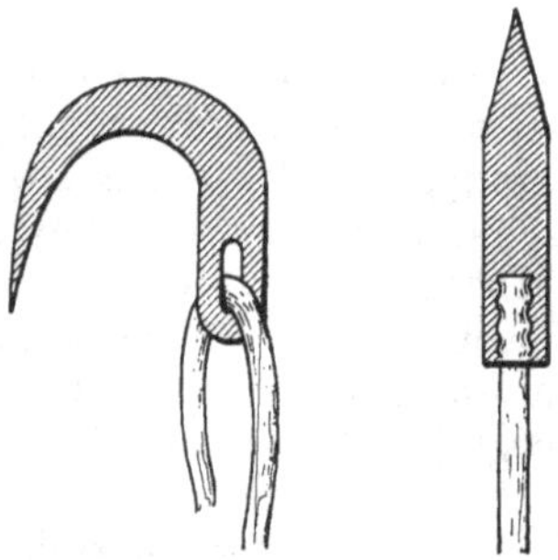

Abb. 7 Chirurgische Nadeln
a. Öhrnadel
b. Öhrlose Nadel = atraumatische Nadel

6. Nahtmaterial

Nach ihrer Herkunft können 5 verschiedene Arten von Nahtmaterial unterschieden werden:

1. Catgut und Kollagen aus Säugetierdärmen
2. Leinenzwirn aus Flachs bzw. aus der Baumwollpflanze
3. Seide aus dem Kokon der Seidenspinnerraupe
4. vollsynthetisches Material, z. B. Polyester, Polypropylen usw. und
5. Stahldraht mineralischen Ursprungs.

Eine weitere Unterscheidung trifft man zwischen resorbierbarem, d. h. das Material wird im Körper aufgelöst, und nicht resorbierbarem Nahtmaterial.
Zu den resorbierbaren Nahtmaterialien zählt das Catgut und das Kollagen. Heute gibt es bereits resorbierbares Nahtmaterial, welches synthetisch hergestellt wird, z. B. Vicryl®.

6.1. Catgut

Beim Catgut werden 2 Arten unterschieden: Das normale Catgut und das Chrom-Catgut. Das Catgut besitzt eine Halbwertszeit von 7 Tagen, d. h. die Hälfte der Reißkraft des Fadens muß am 7. Tag noch vorhanden sein. Diese läßt sich verlängern, wenn man das Material einem Gerbprozeß mit einer Chromsalzlösung unterwirft. Das so behandelte Catgut wird als Chrom-Catgut bezeichnet und gibt der Wunde längeren Halt als unbehandeltes. Die Halbwertszeit beträgt ca. 14 Tage.

6.2. Leinenzwirn

Leinenzwirn wird heute bereits selten verwendet, da seine Gewebeverträglichkeit ungenügend ist.

Tabelle 1 Stärkenbezeichnung für chirurgisches Nahtmaterial (Europäische Pharmakopöe)

Resorbierbar (Catgut)	metric	Nicht resorbierbar	Durchmesser-spanne in mm
	0,01	12-0	0,001–0,009
	0,1	11-0	0,010–0,019
	0,2	10-0	0,020–0,029
	0,3	9-0	0,030–0,039
	0,4	8-0	0,040–0,049
8-0	0,5	7-0	0,050–0,069
7-0	0,7	6-0	0,070–0,099
6-0	1	5-0	0,100–0,149
5-0	1,5	4-0	0,150–0,199
4-0	2	3-0	0,200–0,249
3-0	2,5	2-0	0,250–0,299
3-0	3	2-0	0,300–0,349
2-0	3,5	0	0,350–0,399
0	4	1	0,400–0,499
1	5	2	0,500–0,599
2	6	3	0,600–0,699
3	7	4	0,700–0,799
4	8	5	0,800–0,899
5	9	6	0,900–0,999

6.3. Seide

Sie ist das verbreitetste nichtresorbierbare Nahtmaterial. Die Seidenfasern werden gezwirnt oder geflochten, wobei heute der geflochtenen Seide der Vorzug gegeben wird.

6.4. Vollsynthetisches Material

Die vollsynthetischen Fäden gibt es in monophiler oder geflochtener Form. Ihre Vorteile sind ihre große Festigkeit und Feinheit sowie eine glatte Oberfläche. Sie werden im Körpergewebe durch hydrolytische Vorgänge im allgemeinen nicht verändert. Für das resorbierbare synthetische Nahtmaterial Vicryl® beträgt die Halbwertszeit 15 Tage.

6.5. Stahldraht

Praktisch finden in der Unfallchirurgie nur Metallfäden aus nichtrostendem Stahl Verwendung, und zwar in der monophilen und in der polyphilen (geflochtenen) Form.

6.6. Stärkebezeichnungen des Nahtmaterials

Von den bisher üblichen Bezeichnungen des Nahtmaterials ließen sich die Durchmesser der Fäden nicht ablesen, z. B. 2, 1, 00, 0000 usw. Nach der Europäischen Pharmakopöe wurde eine Dezimal-Sortierung festgelegt, d. h. die angeführte Fadenstärke gibt gleichzeitig den Fadendurchmesser in 0,1 mm an, z. B. Fadenstärke 1 = Fadendurchmesser 0,1 mm usw. Dadurch fallen die bisherigen Bezeichnungen weg (Tab. 1).
In der DDR ist derzeit für die Stärkenbezeichnungen des Nahtmaterials noch das 2. Arzneibuch der DDR maßgebend.

7. Osteosynthesematerial

7.1. Knochenschrauben

Bei der Vielfalt der Knochenschrauben sind im wesentlichen 3 Arten zu unterscheiden.

7.1.1. Spongiosaschraube (Abb. 8 a)

Sie werden im spongiösen Knochenbereich angewandt. Ihre Gewindegänge sind ausladender und geräumiger als die der Kortikalisschrauben und auch nur auf einen Teil der Schraube beschränkt. Die verwendeten Durchmesser sind 4,0 und 6,5 mm.

7.1.2. **Kortikalisschraube** (Abb. 8b)

Wie ihr Name besagt, wird sie im kortikalen Knochenbereich angewendet. Die Schrauben haben auf ihrer ganzen Länge ein Gewinde. Der Durchmesser der am häufigsten gebrauchten Kortikalisschrauben ist:

2,0 mm 3,5 mm
2,7 mm 4,5 mm

7.1.3. **Malleolarschraube** (Abb. 8c)

Eine besondere Form stellt die sog. Malleolarschraube dar. Ihr Schaft hat nur zum Teil ein Kortikalisgewinde (4,5 mm) und eine Bohrspitze, die im spongiösen Knochenanteil das Kernloch selbst schneidet.

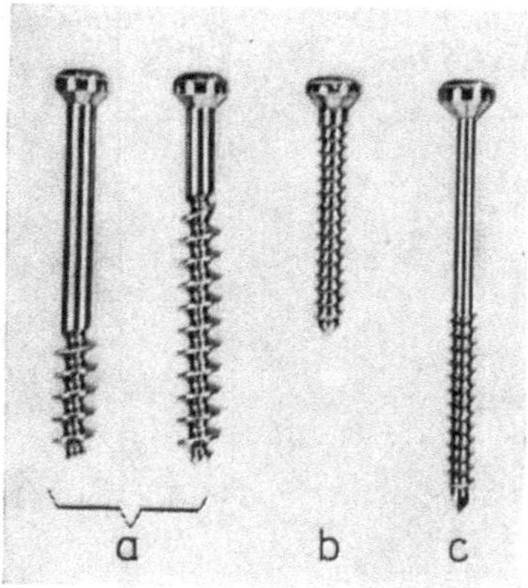

Abb. 8 Arten von Knochenschrauben
a. Spongiosaschraube
b. Kortikalisschraube
c. Malleolarschraube

Tabelle 2

Schraubenart mm	⌀ Bohrer	⌀ Gewindeschneider
2,0 Kortikalis	1,6 mm	2,0 mm
2,7 Kortikalis	2,0 mm	2,7 mm
3,5 Kortikalis	2,0 mm	3,5 mm
4,0 Spongiosa	2,0 mm	3,5 mm
4,5 Kortikalis	3,2 mm	4,5 mm
4,5 Malleolar	3,2 mm	–
6,5 Spongiosa	3,2 mm	3,6 mm

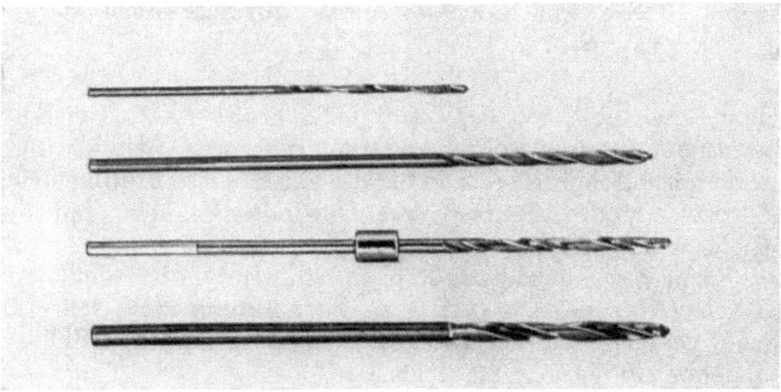

Abb. 9 Spiralbohrer verschiedener Stärken, der 2. von unten mit Anschlag

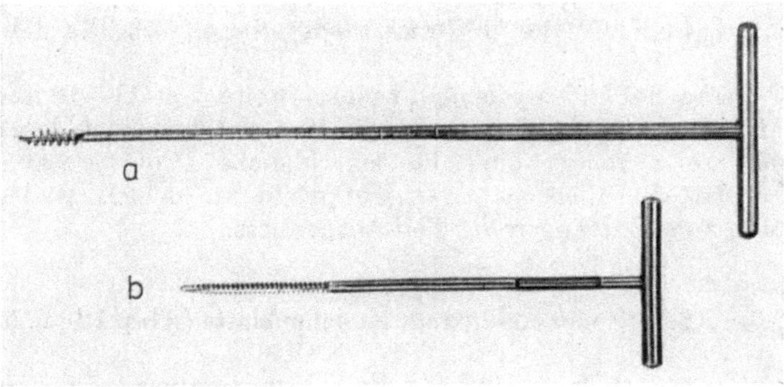

Abb. 10 Gewindeschneider
a. für Spongiosaschrauben
b. für Kortikalisschrauben

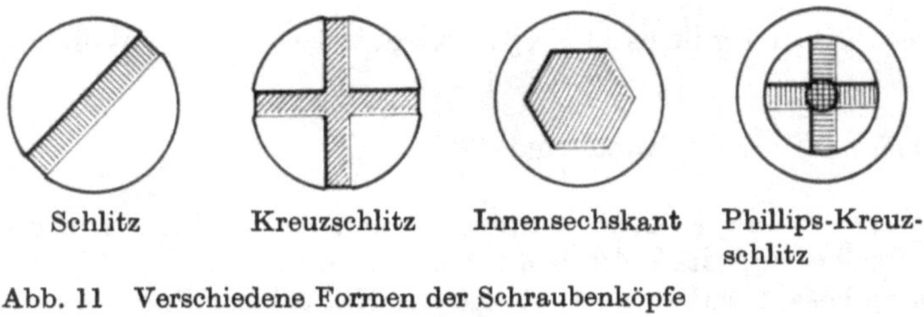

Abb. 11 Verschiedene Formen der Schraubenköpfe

7.1.4. Bohrer und Gewindeschneider für Schrauben (Abb. 9 u. 10)

Für die meisten Schrauben muß der Schraubenkanal im Knochen zuerst mit dem Bohrer und dann mit dem Gewindeschneider hergerichtet werden. Die für die einzelnen Schraubenarten zu verwendenden Bohrer und Gewindeschneider sind aus Tabelle 2 ersichtlich.
Die Form der Schraubenköpfe und ihr Imbus ist nicht einheitlich (Abb. 11), so daß vor Verwendung der Schraube darauf geachtet werden muß, daß ein entsprechender Schraubenzieher zur Verfügung steht.

7.2. Knochenplatten

7.2.1. Gerade Platte für Druckosteosynthese (Abb. 12a u. b)

Die geraden Platten gibt es in einer Breite von 11—16 mm und einer Stärke von 2,5–4,8 mm. Man unterscheidet daher auch breite und schmale Platten. Manche Druckosteosyntheseplatten haben an ihrer Unterseite an beiden Enden Nuten zum Einhängen des Plattenspanners.

7.2.2. Selbstspannende gerade Knochenplatte (Abb. 12c u. d)

Ihre Schraubenlöcher sind für die Selbstspannung beim Einführen der Schraube als Gleitlöcher konstruiert. Auch hier wird zwischen schmalen und breiten Platten unterschieden.

7.2.3. Druckosteosyntheseplatte für gelenknahe Brüche

Diese Platten gibt es in T-, L-, Kleeblatt- und in Löffelform.

7.2.4. Einfache Knochenplatte

Bei den einfachen Knochenplatten sind nach ihrer Form die Halbrohr- und die Drittelrohrplatte zu unterscheiden. Wie ihr Name besagt, haben sie die Form der Hälfte oder eines Drittels

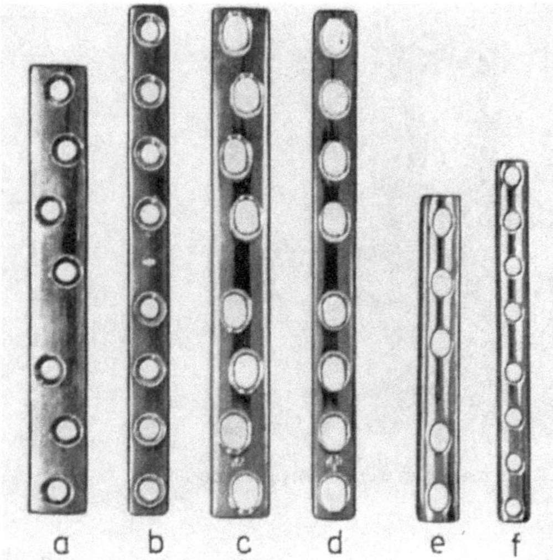

Abb. 12 Knochenplatten

a. gerade Platte breit
b. gerade Platte schmal
c. selbstspannende Platte breit
d. selbstspannende Platte schmal
e. Halbrohrplatte
f. Drittelrohrplatte

eines Rohres (Abb. 12 e u. f). Der Durchmesser des gedachten Rohres beträgt 10–12 mm. Die Platten haben eine Stärke von 1 mm.

7.2.5. **Plättchen** (Abb. 13)

Diese kleinen Platten in verschiedenen Formen mit einer Stärke von 1 mm werden im Bereich der Hand und des Vorfußes verwendet.

7.3. **Marknägel** (Abb. 14)

Nach dem Schöpfer des Marknagels wird er auch als Küntschernagel bezeichnet. Die Marknagelung wird heute bei Brüchen des Ober- und Unterschenkelschaftes angewendet. Die Marknägel für den Oberschenkel sind gerade, während die für das Schienbein in ihrem oberen Ende leicht abgewinkelt sind.

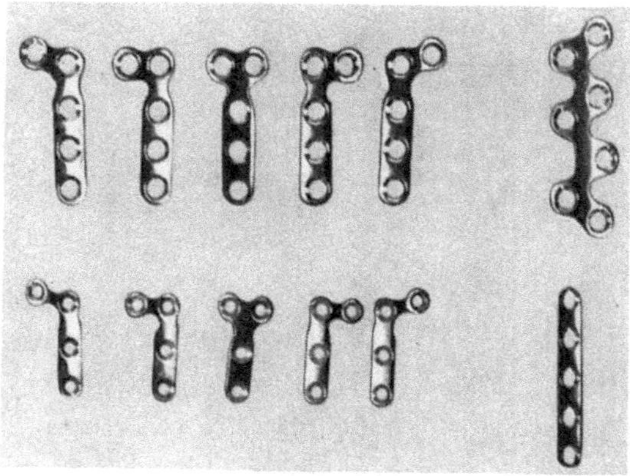

Abb. 13 Verschiedene Formen von Knochenplättchen

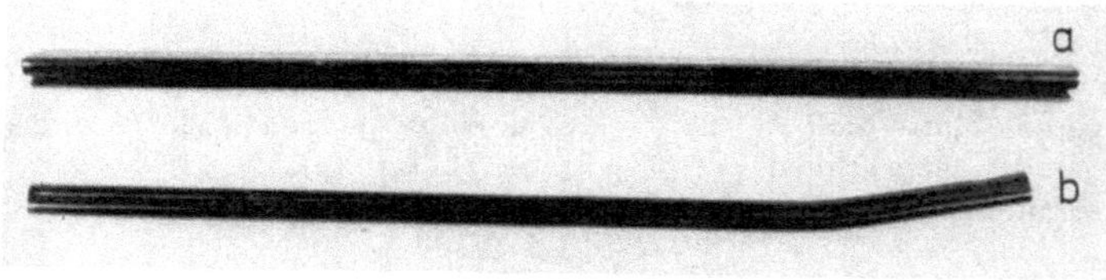

Abb. 14 Marknägel nach Küntscher
a. für den Oberschenkel
b. für das Schienbein

Tabelle 3 Die am häufigsten zur Anwendung kommenden Marknägel am Schienbein

Durchmesser (mm)	Länge (mm)				
10	285	300	315	330	345
11	285	300	315	330	345
12	285	300	315	330	345

Tabelle 4 Die am häufigsten zur Anwendung kommenden Marknägel am Oberschenkel

Durchmesser (mm)	Länge (mm)				
12	380	400	420	440	460
13	380	400	420	440	460
14	380	400	420	440	460

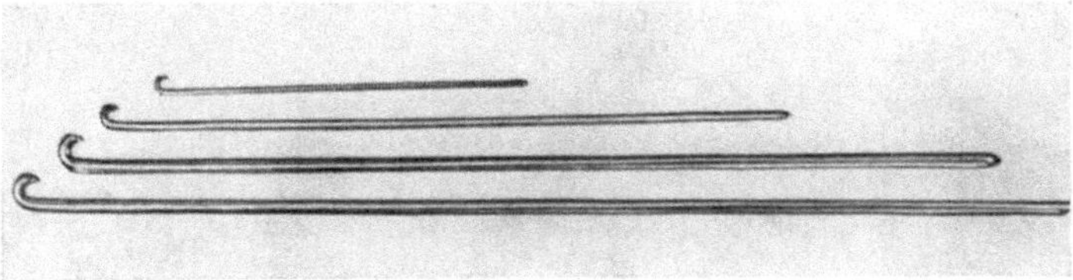

Abb. 15 Hakenförmige Marknägel (Rush-Pin)

Für eine Marknagelung ist ein komplettes Instrumentarium und ein vollständiges Sortiment von Marknägeln in verschiedenen Längen und Durchmessern erforderlich. Aus der Erfahrung heraus werden die in Tabelle 3 und 4 aufgeführten Marknägel am meisten gebraucht.

Hakenförmige Marknägel (Rush-Pin) (Abb. 15)

Die hakenförmigen Marknägel gibt es in 5 verschiedenen Stärken:

2,38 mm	4,75 mm
3,17 mm	6,35 mm
3,80 mm	

Ihre Längen betragen 2,5–43 cm.

Für die verschiedenen Nagelstärken müssen entsprechend starke Vorbohrer und Ein- und Ausschlaggeräte verwendet werden.

7.4. Dreilamellennägel

Der Dreilamellennagel wurde 1924 von Smith-Petersen zur Behandlung des Schenkelhalsbruches angegeben. Er hat eine zentrale Bohrung, damit er über einen Führungsdraht (2,2 mm ⌀) eingeschlagen werden kann. Der Nagelkopf ist mit einem Innengewinde versehen, verwendbar für Ein- und Ausschlaginstrumente und für die Fixierschraube von Schaftplatten.
Die am häufigsten verwendeten Dreilamellennägel haben eine Länge von 80–120 mm.

Schaftplatten (Laschen)

Bei pertrochanteren Oberschenkelbrüchen wird mittels einer Schraube eine Schaftplatte (Lasche) am Kopf des Dreilamel-

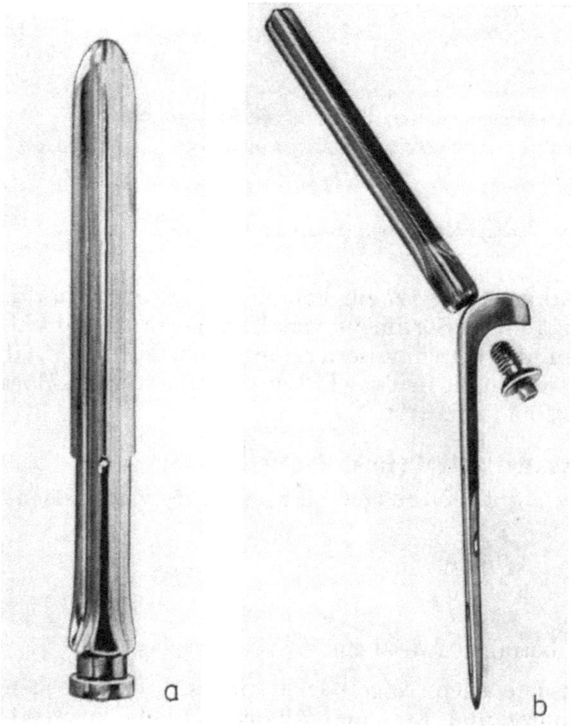

Abb. 16
a. Dreilamellennagel
b. Dreilamellennagel mit verstellbarer Schaftplatte (Lasche) und Schraube

lennagels fixiert. Die Schaftplatte selbst wird am Oberschenkelschaft mit Kortikalisschrauben befestigt. Sowohl von den Schaftplatten als auch von den Fixierschrauben gibt es verschiedene Modelle.

7.5. Elastische Rundnägel nach Ender (Abb. 17)

Ihr Hauptanwendungsgebiet ist der pertrochantere Oberschenkelbruch. Die Einführungsstelle ist in der Regel der innere

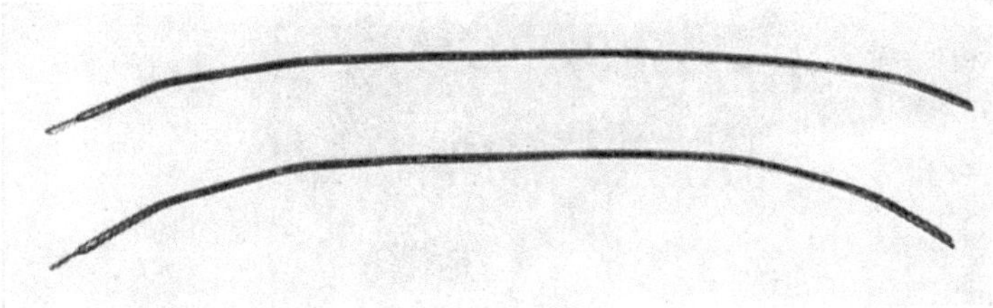

Abb. 17 Elastische Rundnägel nach Ender

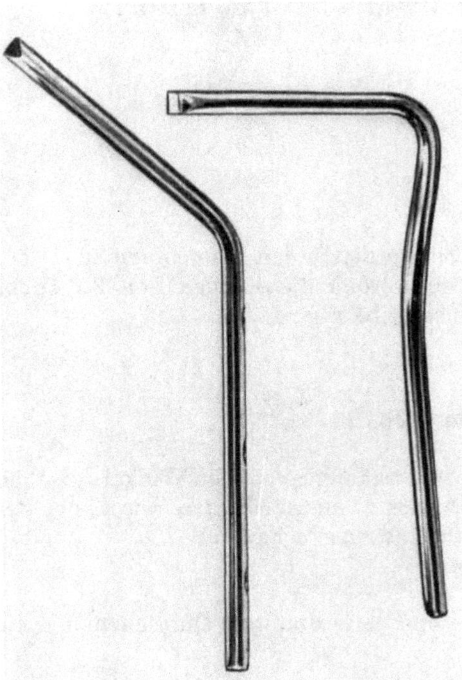

Abb. 18 Winkelplatten
a. Schenkelhalsplatte
b. Kondylenplatte

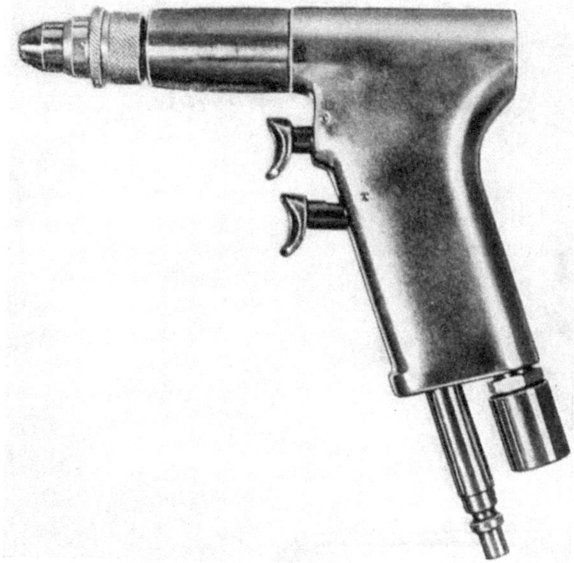

Abb. 19 Bohrmaschine

Oberschenkelknorren. Sie werden in den Längen von 32–49 cm geliefert. Am häufigsten werden die Längen von 38–42 cm gebraucht. Ihr Durchmesser beträgt 4,5 mm.

7.6. Winkelplatten (Abb. 18)

Bei den Winkelplatten sind abhängig von dem Winkel zwischen Klinge und Schaft 2 Formen zu unterscheiden. Die Länge der Klinge und des Schaftes sind unterschiedlich.

7.6.1. Schenkelhals- und pertrochantere Oberschenkelplatte (Abb. 18

Der Winkel zwischen Klinge und Schaft beträgt 130°. Für die Verwendung von Winkelplatten sind ein Zielgerät, Plattensitz- und Einschlaginstrument erforderlich.

7.6.2. **Kondylenplatte** (Abb. 18b)

Der Winkel zwischen Klinge und Schaft beträgt 95°. Ihr Hauptanwendungsgebiet sind die gelenknahen Brüche im Bereich des Oberschenkels.

8. Antriebsmaschinen

Die heute in der Unfallchirurgie zur Anwendung kommenden Antriebsmaschinen werden fast ausschließlich mit Preßluft betrieben.

8.1. **Bohrmaschine** (Abb. 19)

Ihre Drehzahl ist stufenlos verstellbar. Kleine Ausführungen der Bohrmaschine haben einen Vor- und Rückwärtsgang.

8.2. **Oszillierende Knochensäge** (Abb. 20)

Sie ist wie ein Meißel zu gebrauchen, da das Sägeblatt parallel zur Maschinenachse steht. Die Sägeblätter können auch um 45° oder 90° versetzt montiert werden.

8.3. **Markraum-Bohrmaschine** (Abb. 21)

Die dabei zur Anwendung kommenden Markraumbohrer haben flexible Schäfte und teils feste, teils auswechselbare Bohrköpfe.

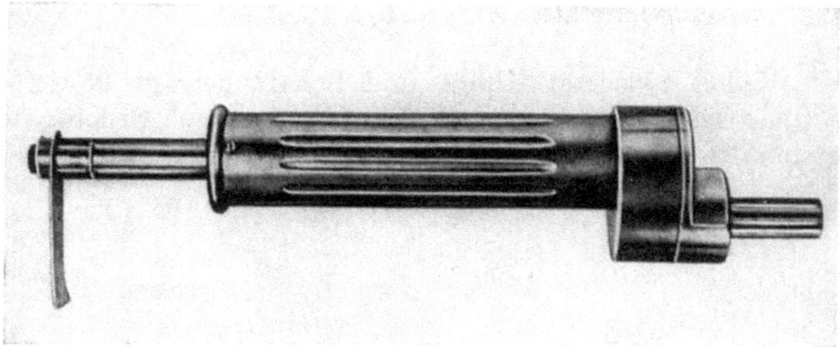

Abb. 20 Oszillierende Knochensäge

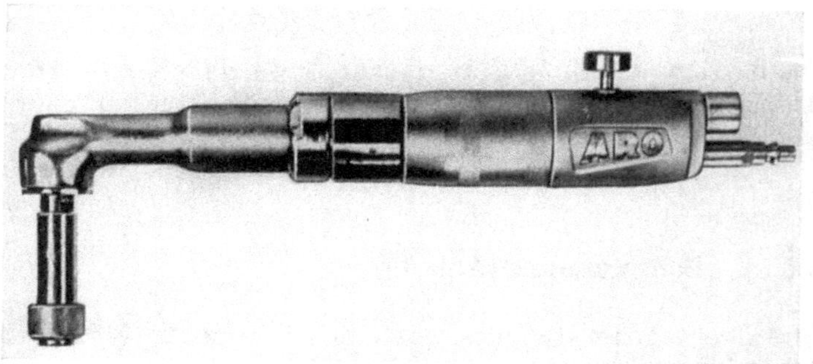

Abb. 21 Markraum-Bohrmaschine

9. Unfallchirurgische Instrumente

Spezialinstrumente gibt es eine Vielzahl. Ihre Verwendung ist von Klinik zu Klinik unterschiedlich. Diese Zusammenstellung enthält in alphabetischer Reihenfolge die wichtigsten Instrumente, die speziell in der Unfallchirurgie Verwendung finden.

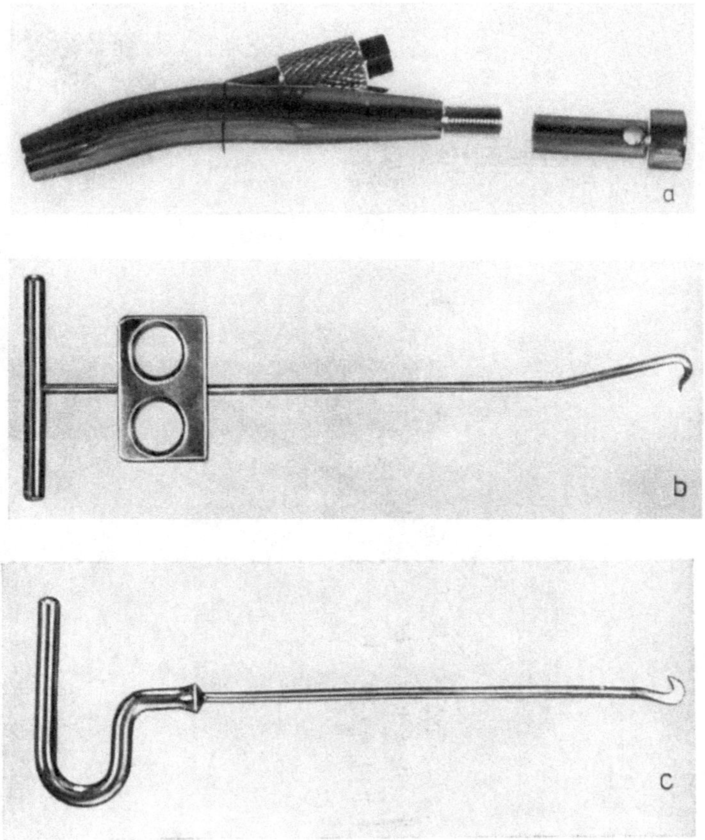

Abb. 22
a. Aus- und Einschlaggerät für Unterschenkelmarknägel
b. Ausziehhaken für elastische Rundnägel
c. Ausziehhaken für Marknägel

Ausziehhaken für Marknägel (Abb. 22): Den Haken selbst gibt es in verschiedenen Formen. Als Ausschlaghammer wird ein Schlitzhammer verwendet.

Bohrbüchse (Abb. 23): Bei den Bohrbüchsen kann man 2 Arten unterscheiden:

1. Neutrale Bohrbüchse. Die Verwendung der Bohrbüchse gewährleistet einerseits ein zentrisches Bohren und dadurch

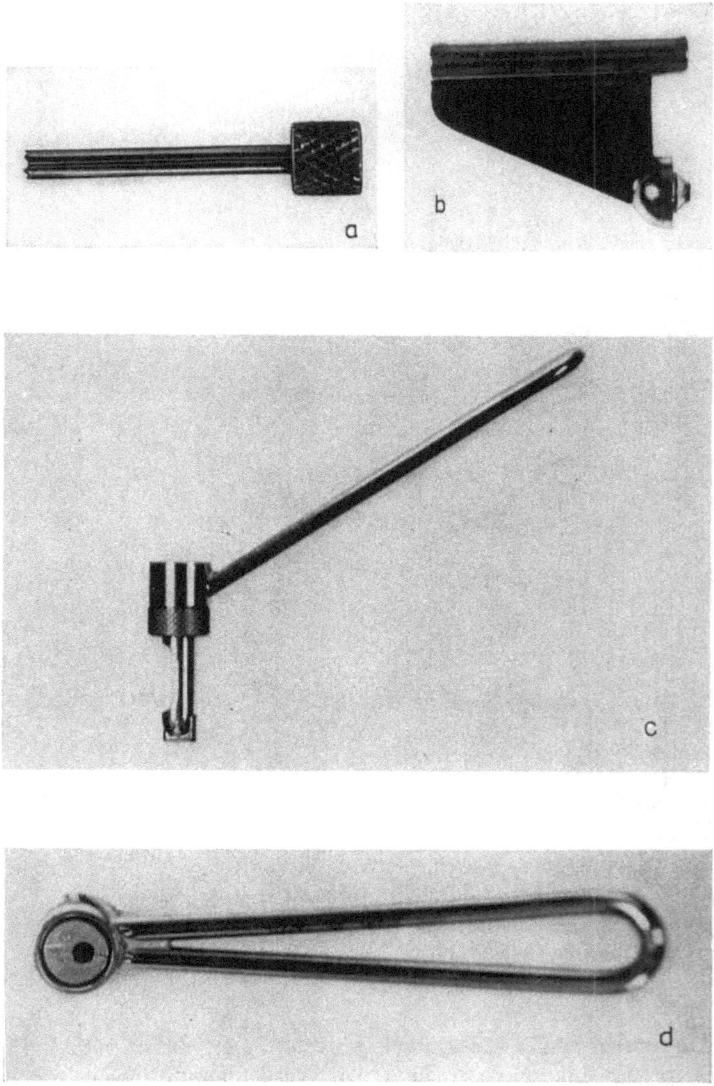

Abb. 23 Bohrbüchsen
a. Steckbohrbüchse
b. Bohrbüchse für Spannsegment
c. Spannbohrbüchse
d. Spannbohrbüchse mit Aufsicht

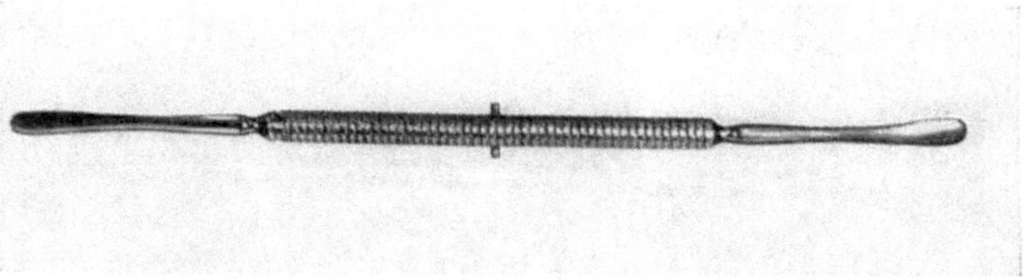

Abb. 24 Dissektor Freer

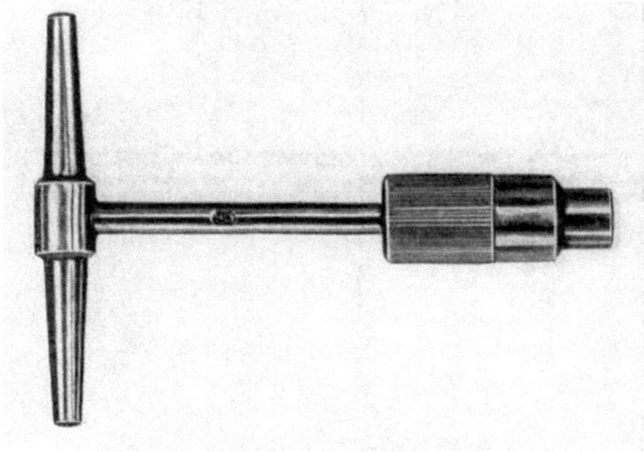

Abb. 25 Dreibackenspannfutter mit Handgriff

einen zentrischen Sitz der Schraubenköpfe und andererseits wird eine Beschädigung der Platte durch den Bohrer vermieden.

2. Spannbohrbüchse für selbstspannende Knochenplatten. Sie wird auch als exzentrische Bohrbüchse bezeichnet.

Dissektor Freer (Abb. 24): Er dient vor allem zur feinen Knochenbruchpräparation.

Dreibackenspannfutter mit Handgriff (Abb. 25): Es wird auch als Jakobsfutter bezeichnet. Der Schaft ist zentral längsdurchbohrt zum Einführen oder Herausziehen von Führungsspießen bei der Marknagelung.

Einschlaggerät für Dreilamellennägel (Abb. 26): Es weist für den Führungsdraht eine zentrale Bohrung auf. Vor jeder Operation ist zu prüfen, ob die zur Verwendung kommenden Führungsbohrdrähte leicht durch diese Bohrung hindurchgehen, um Verklemmungen zu vermeiden.

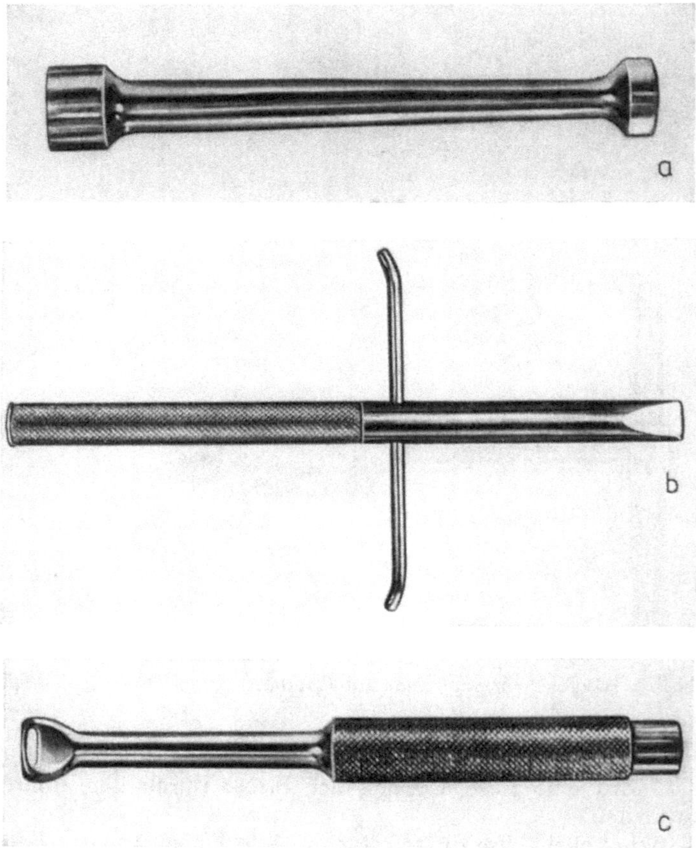

Abb. 26 Einschlaggeräte
a. für Dreilamellennagel
b. für elastische Rundnägel
c. für hakenförmige Marknägel

Einschlaggerät mit Führungszapfen für Marknägel (Abb. 27): Es wird verwendet, um den bereits eingeschlagenen Marknagel nach Entfernung des Führungsspießes in seine endgültige Lage zu bringen.

Einschlaggerät mit Längsschlitz für Marknägel (Abb. 28): Mit ihm kann der Marknagel über den in der Markhöhle liegenden Führungsspieß eingeschlagen werden.

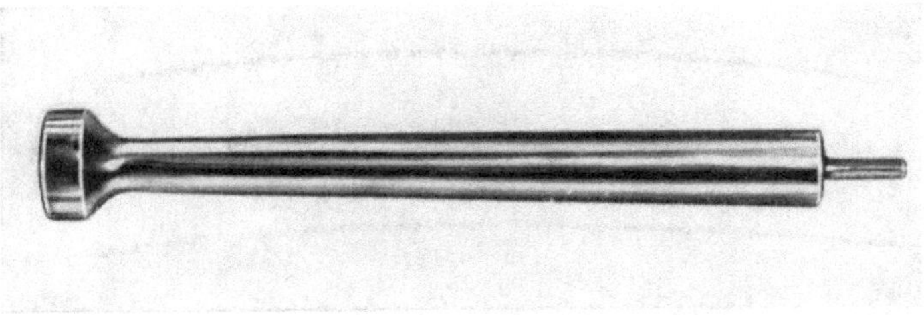

Abb. 27 Einschlaggerät mit Führungszapfen für Marknägel

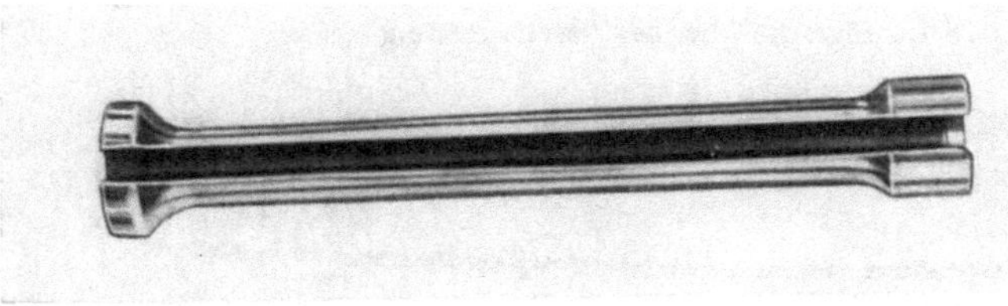

Abb. 28 Einschlaggerät mit Längsschlitz für Marknägel

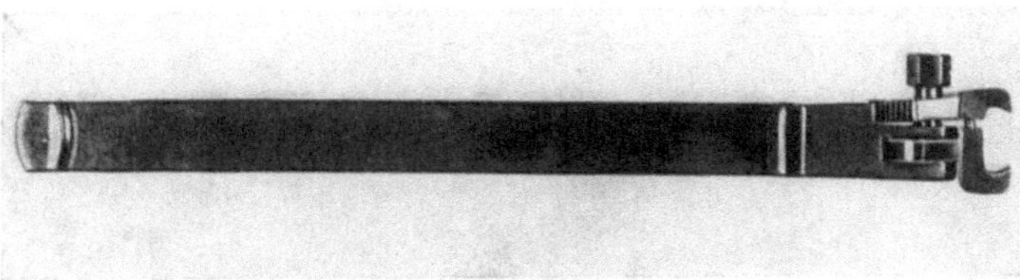

Abb. 29 Ein- und Ausschlaggerät für Winkelplatten

Ein- und Ausschlaggerät für Winkelplatten (Abb. 29)

Führungsspieß bei der Marknagelung (Abb. 30): Die Führungsspieße dienen bei der Marknagelung zum Einrichten der Bruchstücke. Das eine Ende der Spieße ist verschieden gestaltet, z. B. gerade, leicht oder stärker gebogen, mit stumpfer oder mit scharfer Spitze usw.

Führungsspieß für Markraumbohrer (Abb. 31): Diese haben zum Unterschied zu den einfachen Führungsspießen an einem Ende einen runden Kopf. Damit können festgefressene Bohrköpfe ausgeschlagen werden. Alle während einer Operation verwendeten Spieße müssen die gleiche Länge haben, um die richtige Länge des Marknagels einfach feststellen zu können.

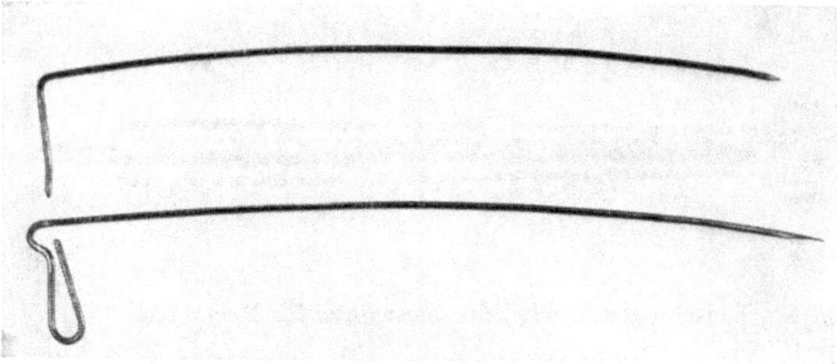

Abb. 30 Führungsspieß bei der Marknagelung

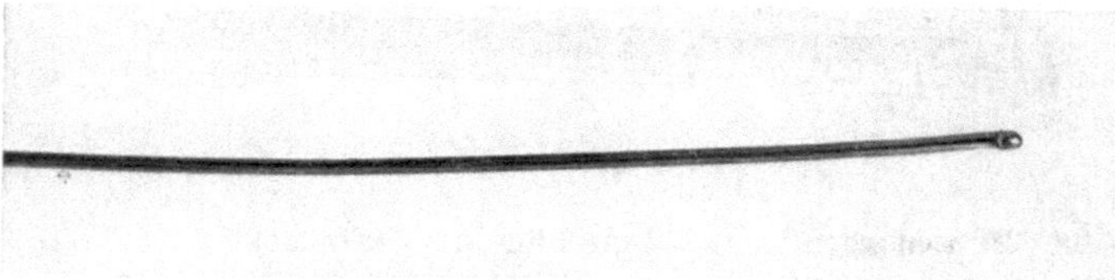

Abb. 31 Führungsspieß für Markraumbohrer (unteres Ende)

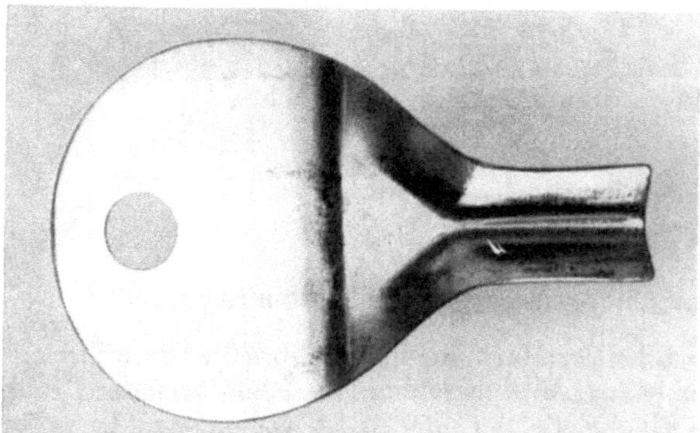

Abb. 32 Gewebeschutzblech

Gewebeschutzblech (Abb. 32): Es wird zum Schutz der Haut beim Aufbohren des Markraumes und beim Einschlagen des Marknagels am Oberschenkel und Schienbein verwendet.

Gewebeschutzhülse (Abb. 33): Ihr Durchmesser richtet sich nach der Stärke des Bohrers.

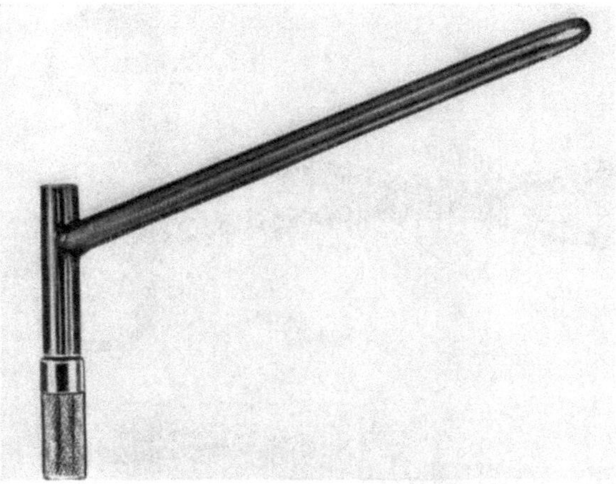

Abb. 33 Gewebeschutzhülse

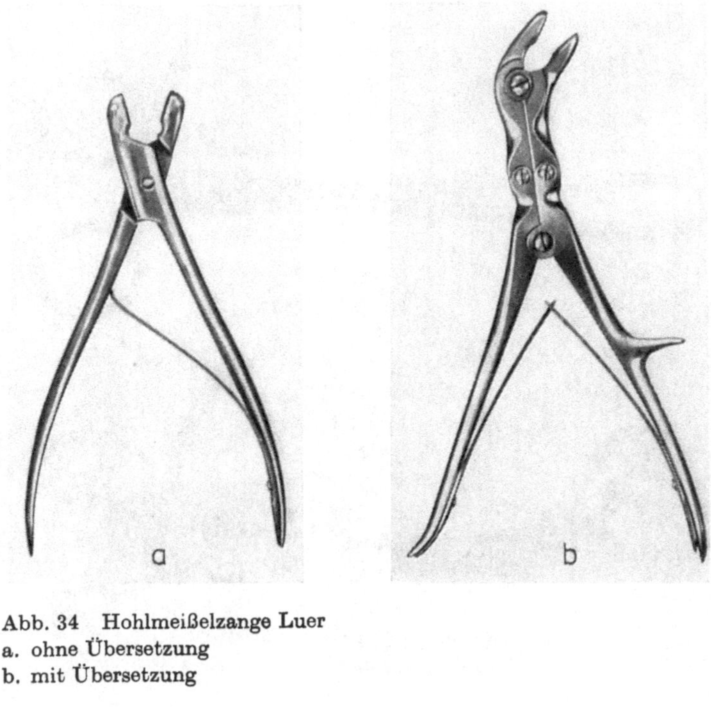

Abb. 34 Hohlmeißelzange Luer
a. ohne Übersetzung
b. mit Übersetzung

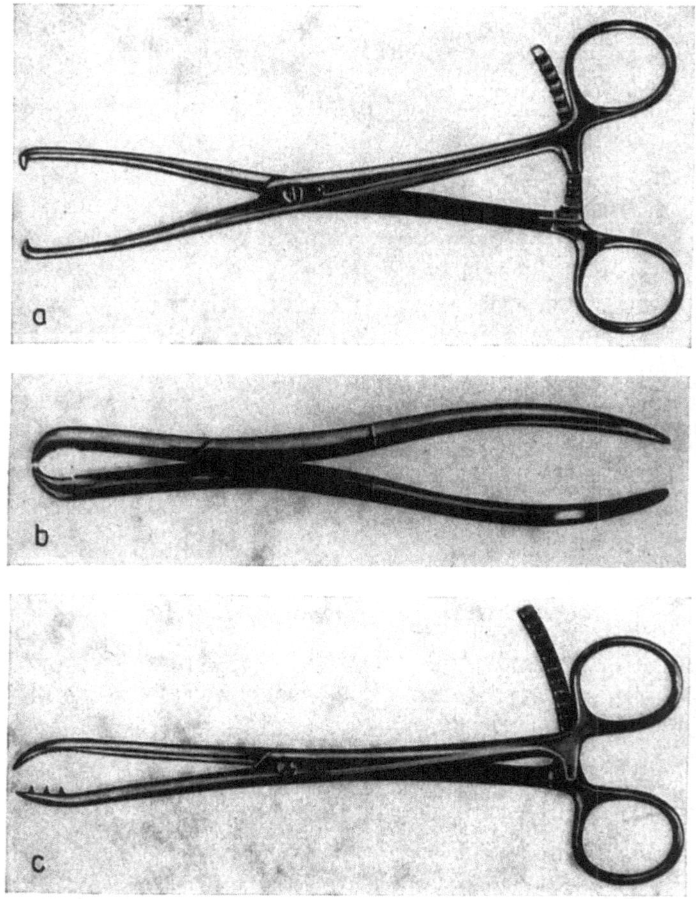
a
b
c
d

Gewindeschneider: Für die verschiedenen Schraubenstärken sind verschieden starke Gewindeschneider zu verwenden (s. Tab. 2 u. Abb. 10).

Hohlmeißelzange (Abb. 34): Die am häufigsten verwendete ist die nach Luer, mit oder ohne Übersetzung in verschiedenen Größen und Maulformen.

Knochenhaltezangen (Abb. 35): Die wichtigsten Knochenhaltezangen sind die nach Langenbeck, nach Lambotte und nach Verbrugge. Bei der Knochenhaltezange nach Lambotte ist ein Maul beweglich gestaltet.

Knochenhebel (Abb. 36): Die Knochenhebel unterscheiden sich durch einen breiten oder schmalen Schnabel, durch ein breites oder schmales Blatt und durch ihre verschiedene Krümmung. Für Operationen am Hüftgelenk werden Knochenhebel verwendet, deren Schnabelende in Form von scharfen Zähnen ausgebildet ist. Dadurch können diese Hebel in den Knochen eingeschlagen und fixiert werden.

Knochensplitterzangen (Abb. 37): Die am häufigsten verwendete ist die Knochensplitterzange nach Liston in verschiedenen Größen, mit und ohne Übersetzung.

Kopfraumfräser (Abb. 38)

Meißel (Abb. 39)

Nachschlaggerät für den Schenkelhalsnagel (Abb. 40a): Es wird so angelegt, daß der Nagelkopf in den kreisförmigen Einschnitt hineinragt. Mit diesem Gerät kann man bei liegendem Nagel den Schenkelhals in den Schenkelkopf einstauchen.

Pfriem (Abb. 41): Der Pfriem wird zum Durchbohren der Kortikalis verwendet, so daß die Markhöhle eröffnet wird.

Raspatorien (Abb. 42a–c): Es werden breite und schmale sowie gerade und gebogene Raspatorien unterschieden. Ver-

---

Abb. 35 Knochenhaltezangen
a. für Knöchelbrüche
b. Knochenhaltezange Langenbeck
c. für Schienbeinkopfbrüche
d. Knochenhaltezange Verbrugge

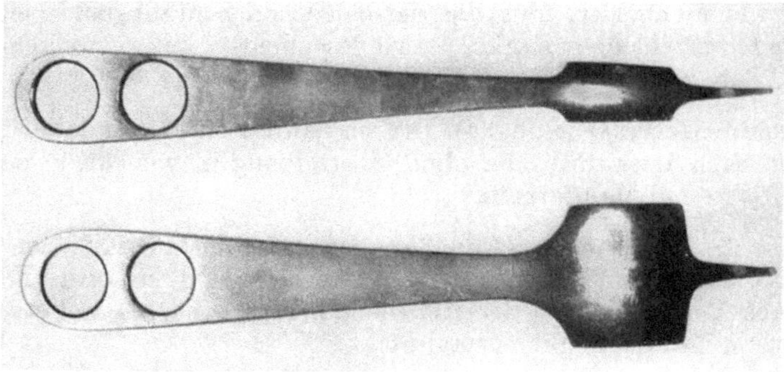

Abb. 36 Knochenhebel Hohmann

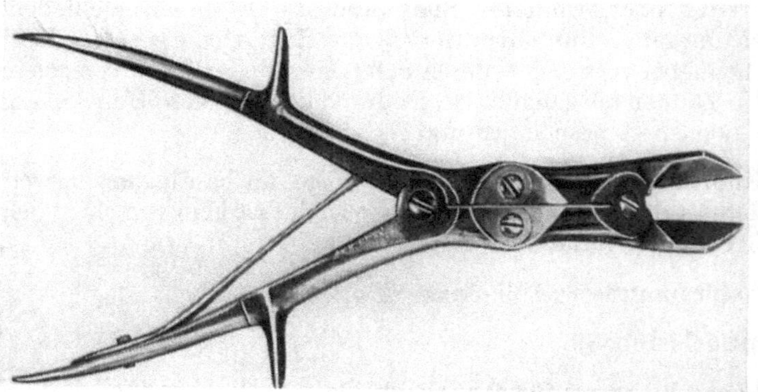

Abb. 37 Knochensplitterzange Liston, gerade mit Übersetzung

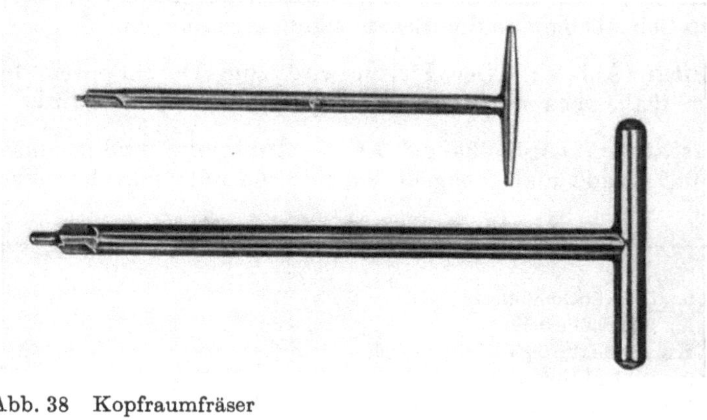

Abb. 38 Kopfraumfräser

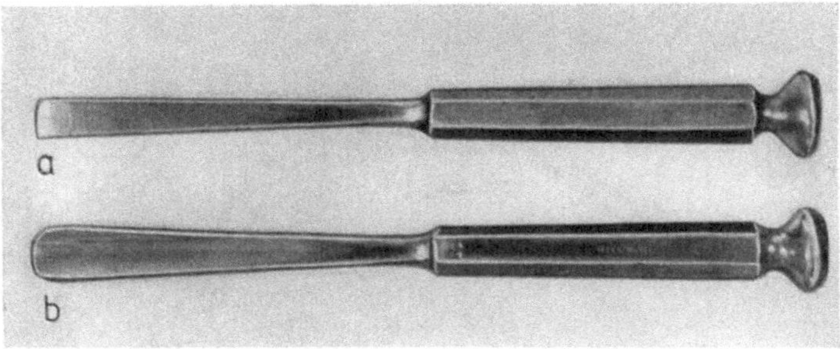

Abb. 39 Meißel
a. Flachmeißel
b. Hohlmeißel

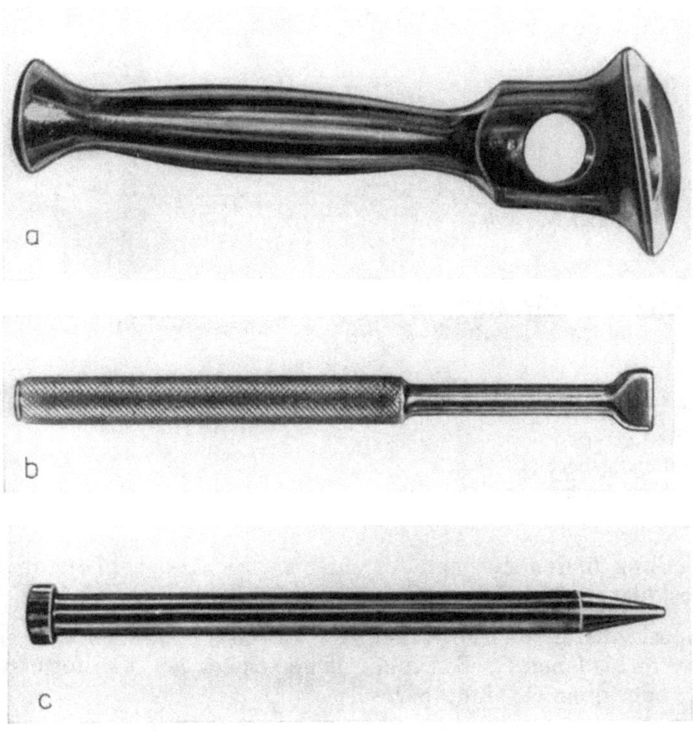

Abb. 40 Nachschlaggeräte
a. für Schenkelhalsnägel
b. für elastische Rundnägel
c. für Winkelplatten

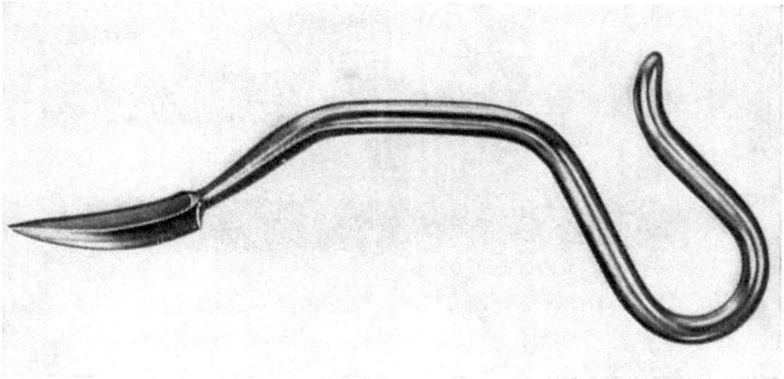

Abb. 41 Pfriem

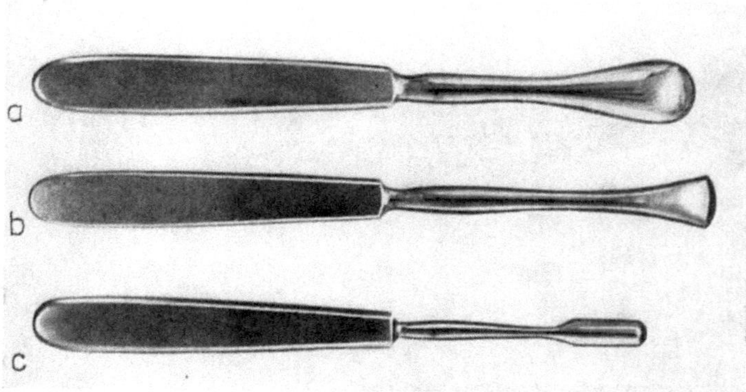

Abb. 42 Raspatorien
a. breit gebogen
b. schmal gebogen
c. schmal gerade

wendung finden sie beim Abschieben von Knochenhaut und Muskulatur vom Knochen.

Repositionszange (Abb. 43a u. b): Repositionszangen gibt es in verschiedenen Größen und mit verschiedenen Maulformen, mit oder ohne Gewindesperre.

Schlitzhammer (Abb. 44)

Schränkhebel (Abb. 45a u. b): Schränkhebel dienen zum Biegen von Knochenplatten (Abb. 45a) und elastischen Rundnägeln (Abb. 45b). Bei den Platten müssen sie immer in Paarform

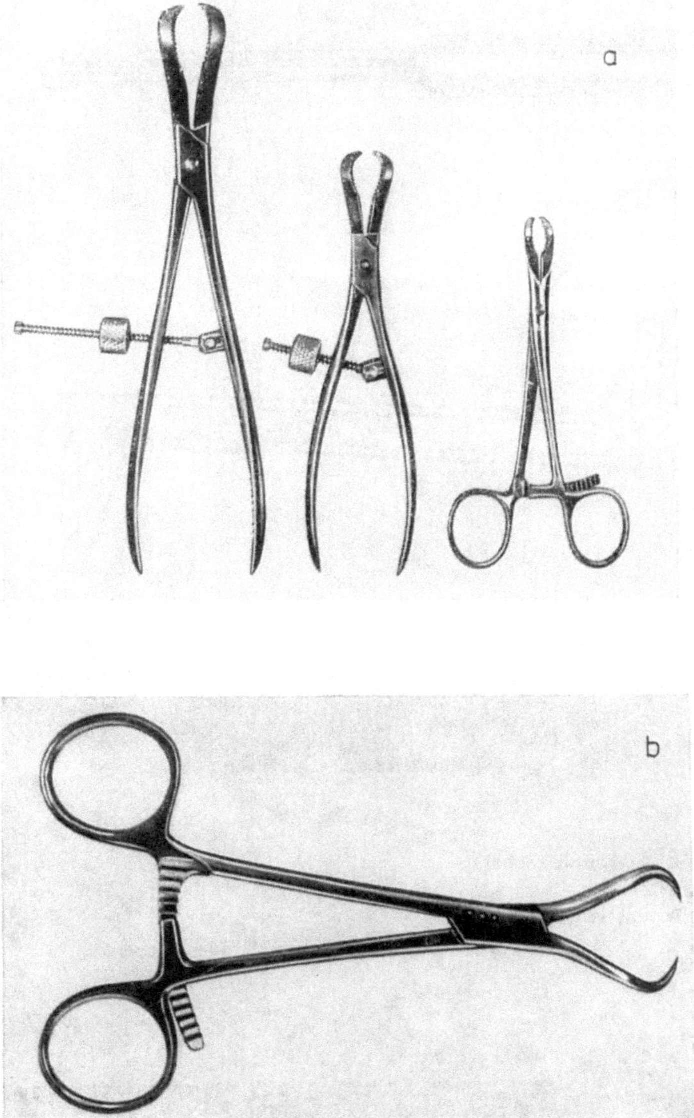

Abb. 43 Repositionszangen
a. Repositionszangen verschiedener Größe
b. Repositionszange mit Spitzen

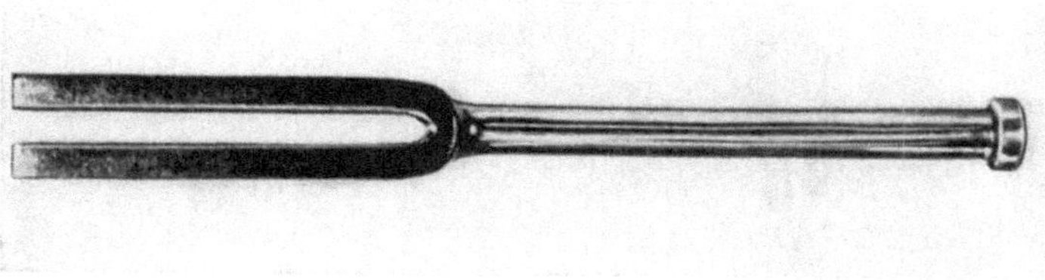

Abb. 44 Schlitzhammer

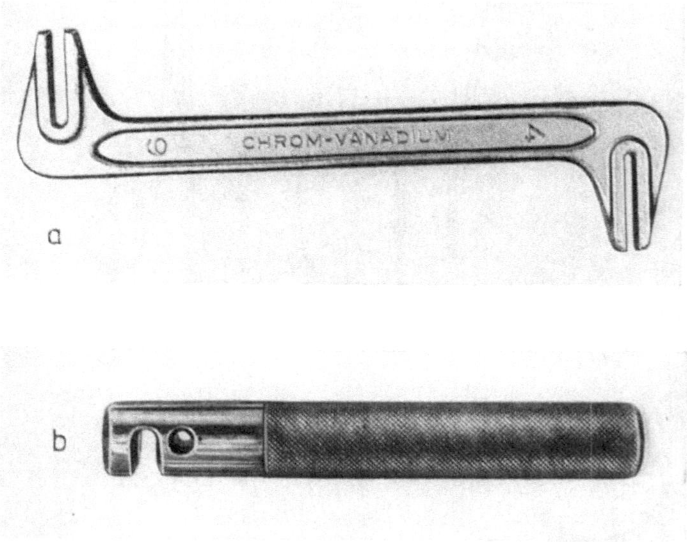

Abb. 45 Schränkhebel
a. für Platten
b. für elastische Rundnägel

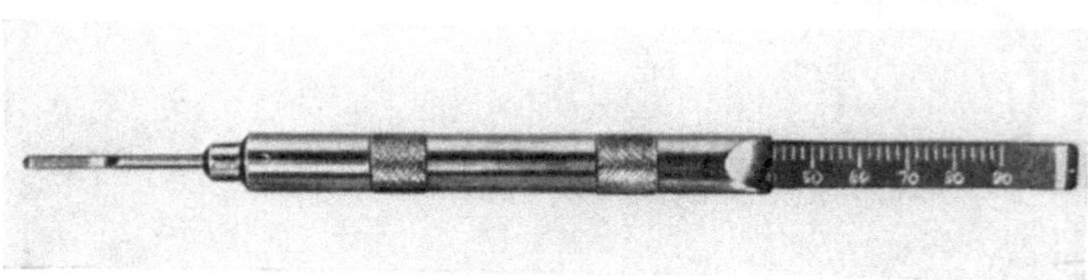

Abb. 46 Schraubenlängen-Meßgerät

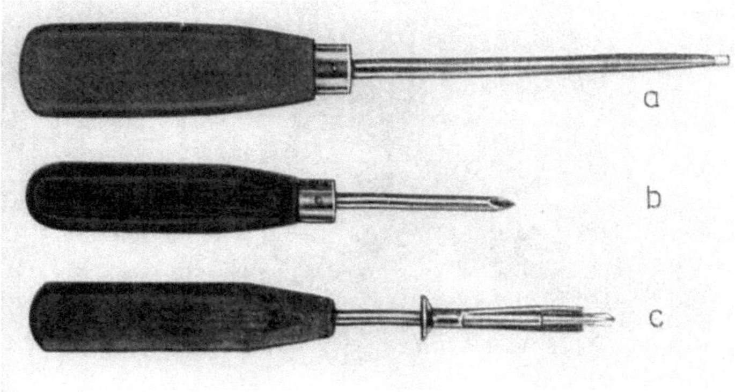

Abb. 47 Verschiedene Formen von Schraubenziehern
a. Innen-Sechskant
b. Phillips-Kreuzschlitz
c. Phillips-Kreuzschlitz mit Schraubenhalter

verwendet werden. Ihre Größe richtet sich nach der Größe der Platte.

Schraubenlängen-Meßgerät (Abb. 46): Damit wird die benötigte Schraubenlänge bestimmt. Dieses Gerät gibt es je nach Stärke der Schraube in verschiedenen Größen.

Schraubenzieher (Abb. 47a–c): Die Schraubenköpfe sind nicht einheitlich. Man kann folgende Schraubenzieherarten unterscheiden:

1. einfacher Schlitzschraubenzieher
2. für Kreuzschlitz
3. für Innen-Sechskant groß ⌀ 3,5 mm
   klein ⌀ 2,5 mm
4. für Phillips-Kreuzschlitz groß ⌀ 3,5 mm
   klein ⌀ 2,0 mm

Die Schraubenzieher können mit einem Schraubenhalter verwendet werden.

Spanner für Platten mit Kardanschlüssel (Abb. 48a u. b)

Spannzange für Drähte (Abb. 49): Nach der Drahtumführung wird je ein Ende der Drahtschlinge durch eine der zentralen Bohrungen an der Spitze der Zange eingeführt, ebenso durch die Löcher der beiden 1. Querbalken. Hier wird anschließend

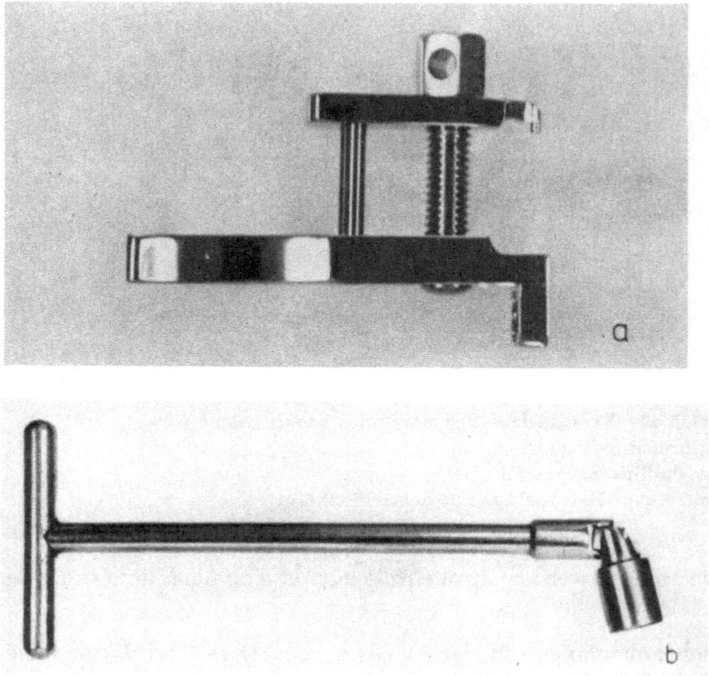

Abb. 48
a. Spanner für Platten
b. Kardanschlüssel

jeder Draht dreimal in einer Richtung um den Querbalken herumgeschlungen und dann am 2. Querbalken in der Gegenrichtung. Dazu wird immer eine Spitzzange benötigt.

Steckschlüssel für Laschen (Abb. 50): Er dient zur Fixierung der Schraube zwischen Dreilamellennagel und Lasche = Schaftplatte bei pertrochanteren Oberschenkelbrüchen.

Zangen (Abb. 51a–c): Die am meisten zur Verwendung kommenden Zangen sind die Kneifzange, die Rund- und die Flachzange.

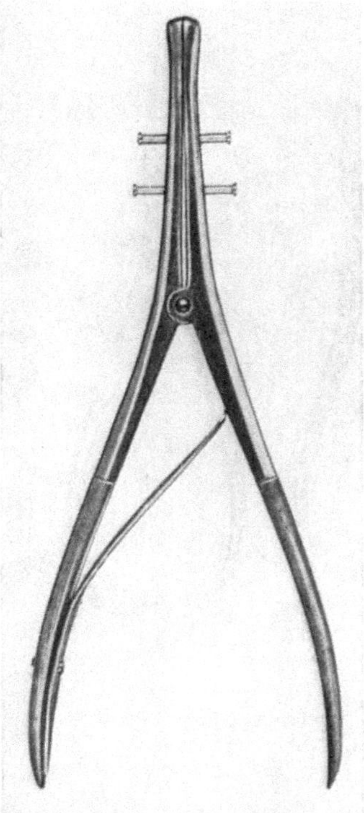

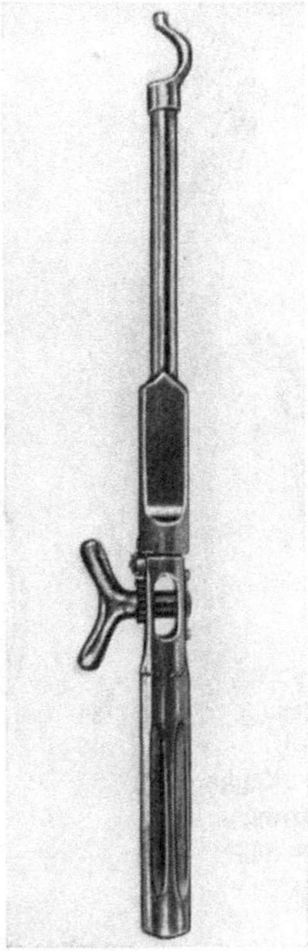

Abb. 49 Verschiedene Arten von Spannzangen für Drähte

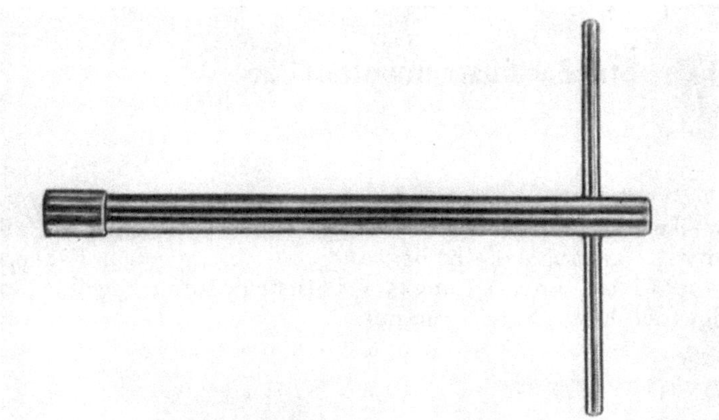

Abb. 50 **Steckschlüssel für Laschen**

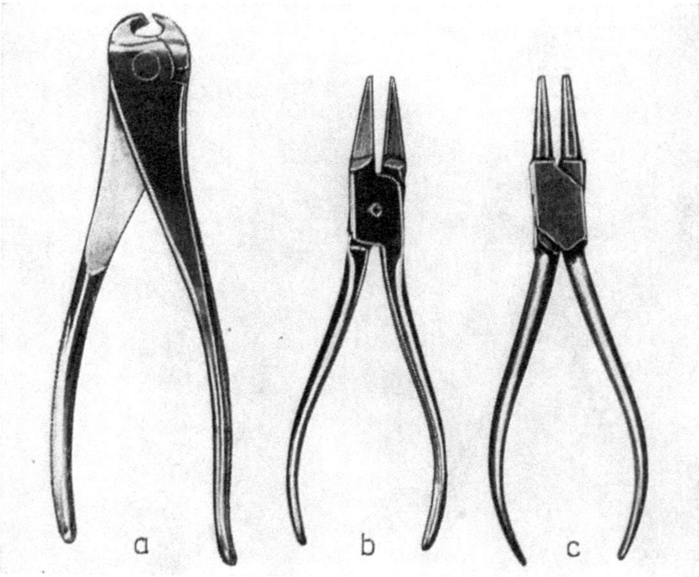

Abb. 51 Zangen
a. Kneifzange
b. Flachzange
c. Rundzange

10. Standardinstrumentensätze

Zwecks Rationalisierung der Arbeit haben sich in der Unfallchirurgie genauso wie in den anderen chirurgischen Fächern Standardzusammensetzungen von Instrumenten bewährt, im folgenden kurz „Satz" genannt.

10.1. Weichteilsatz

Er enthält die Instrumente, die bei Eingriffen an den Weichteilen gebraucht werden.

20 Tuchklemmen Backhaus
2 Wundhaken, 6zinkig, scharf
2 Wundhaken, 6zinkig, stumpf
2 Wundhaken, 4zinkig, scharf
2 Wundhaken, 4zinkig, stumpf
2 Wundhaken, 4zinkig, scharf, klein
2 Wundhaken, 2zinkig, stumpf
2 Wundhaken Langenbeck 40×12 mm
2 Wundhaken Langenbeck 60×12 mm
2 Doppelmuskelhaken, stumpf
Wundhäkchen, 1zinkig, stumpf
Schere gerade
Schere gebogen
Präparierschere Metzenbaum
4 Arterienklemmen Moskito, fein, gebogen, anatomisch
2 Arterienklemmen Moskito, fein, gerade, anatomisch
2 Arterienklemmen Moskito, fein, gebogen, chirurgisch
6 Arterienklemmen Moskito, fein, gerade, chirurgisch
6 Arterienklemmen Kocher, gerade
4 Arterienklemmen Kocher, gebogen
4 Skalpelle groß
4 Skalpelle klein
2 Nadelhalter
2 Pinzetten anatomisch
4 Pinzetten chirurgisch
2 Pinzetten, anatomisch, 20 cm lang
2 Pinzetten, chirurgisch, 20 cm lang
2 Krallenpinzetten
Dissektor Freer, scharf – stumpf
Kornzange mit Sperre, gebogen
Wundspreizer, 4zahnig, scharf, 16 cm
Wundspreizer, 6zahnig, scharf, 20 cm
Unterbindungsnadel Deschamps rechts
Unterbindungsnadel Deschamps links
Redonnadel 3 mm ⌀, 165 mm
Nierentasse
Schälchen

Nadelordner
Schwesternschere
3 Kornzangen gerade

10.2. Knochensätze

Im Knochensatz klein und groß sind Standardinstrumente für die Knochenbruchbehandlung zusammengestellt. In diesem Buch wird mit Absicht nicht auf diese Standardsätze zurückgegriffen, damit für jede einzelne Operation am Knochen die wichtigsten benötigten Instrumente herausgestellt werden können.

10.2.1. Knochensatz für kleine Operationen

2 Knochenhebel Hohmann 10 mm
2 Knochenhebel Hohmann 24 mm
2 Knochenhaken, 1zinkig, scharf, kleine Krümmung
2 Knochenhaken, 1zinkig, scharf, weite Krümmung
2 Knochenhaltezangen Langenbeck
2 Knochenhaltezangen Verbrugge
Hohlmeißelzange Luer, klein
Hohlmeißelzange Luer, groß
Splitterzange Liston, gerade
Meniskusfaßzange
Kombinationszange
Knochenahle
Raspatorium
Flachmeißel 5 und 10 mm
Hohlmeißel 4 und 10 mm
Metallhammer 500 g
Maßstab Metall 30 cm

10.2.2. Knochensatz für große Eingriffe

2 Knochenhebel Hohmann 8 mm
2 Knochenhebel Hohmann 18 mm
2 Knochenhebel Hohmann 22 mm
2 Knochenhebel Hohmann 43 mm
2 Repositionszangen groß

2 Repositionszangen klein
Knochenhaltezangen Verbrugge 9,5, 10,5, 12 mm
Knochenhaltezange Langenbeck
Knochenhaltezange Lambotte, groß
Knochenhaltezange Lambotte, klein
Flachmeißel 5, 10, 15, 20, 25 mm
Hohlmeißel 2, 4, 6, 8, 10, 12 mm
Hammer 500 g
Hohlmeißelzange Luer-Stille
Hohlmeißelzange Luer
Hohlmeißelzange Mayfield
Hohlmeißelzange Bane-Hartmann
Knochensplitterzange Liston, gerade, mit Übersetzung
Knochensplitterzange Liston, aufgebogen, mit Übersetzung
Knochensplitterzange Ruskin-Liston, gerade
Raspatorium schmal, gebogen
Raspatorium schmal, gerade
Raspatorium breit, gebogen
Raspatorium breit, gerade
Elevatorium schmal
Meniskusfaßzange groß
Meniskusfaßzange klein
Ringklemme
Knochenhaken, 1zinkig mit großer, mittlerer und kleiner Biegung
Scharfer Löffel 4, 7, 10 mm
Knochenahle gerade
Knochenahle gebogen
Metallmaßstab 30 cm lang
Metallspatel biegsam, breit
Metallspatel biegsam, schmal
Nachschlageisen rund, ∅ 4, 8, 12 mm
Nachschlageisen viereckig, ∅ 10 mm
Drahtspannzange
Drahtumführungsnadel Demel, klein, mittel, groß
Kneifzange groß
Kneifzange klein
Spitzzange
Flachzange
Parallelzange
Tonnenfaßzange
2 Steinmann-Nägel
Knochendraht 0,8, 0,9, 1 mm

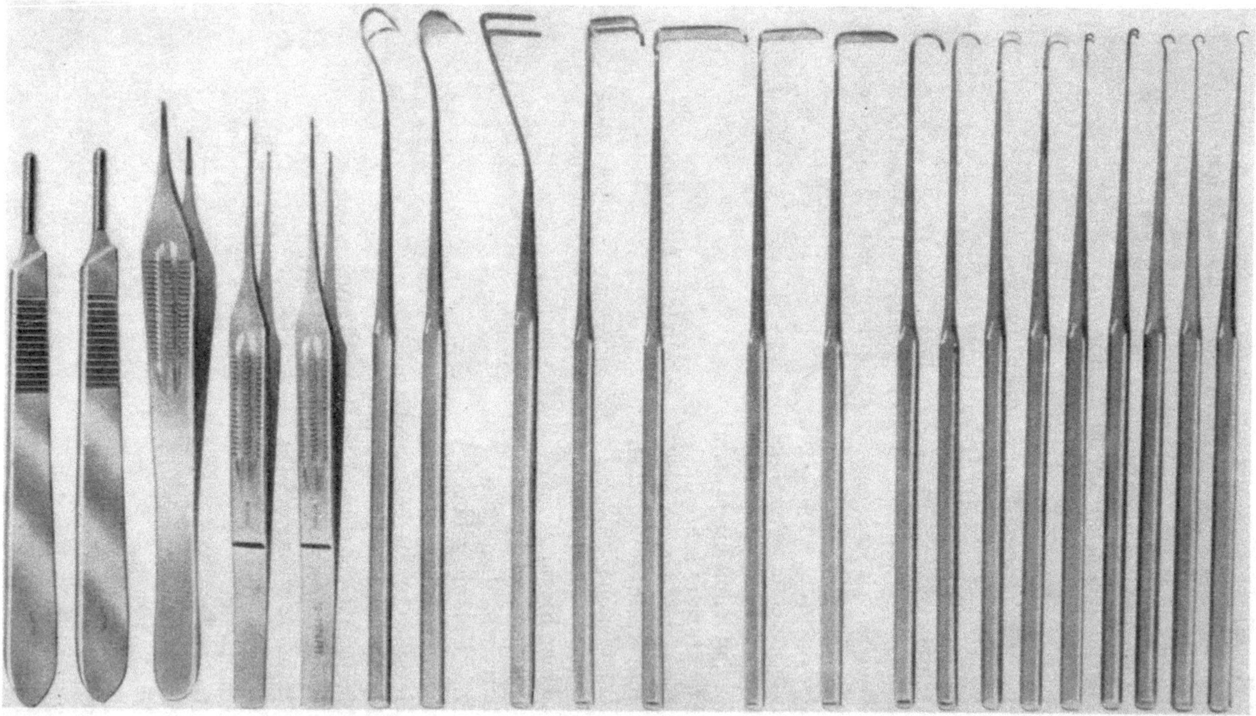

Abb. 52a Handchirurgiesatz ohne Sehnen und Knochen (Fa. Waldemar Link, Chirurgische Instrumente, Hamburg,

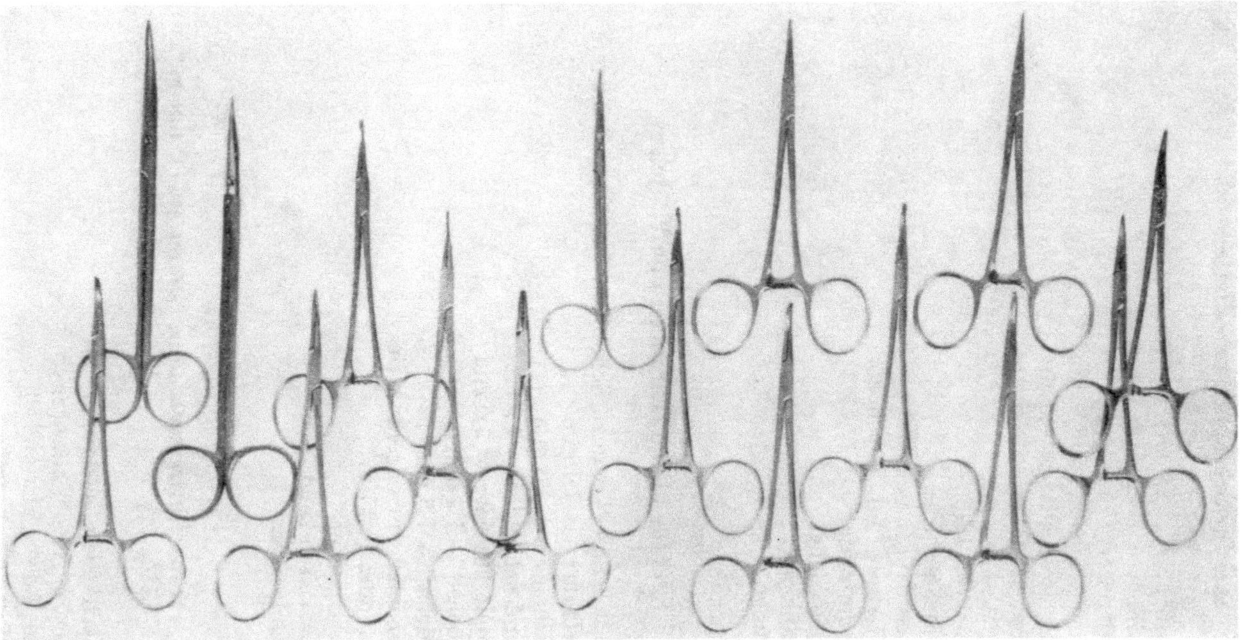

Abb. 52b Sehnenstripper (Fa. Waldemar Link, Chirurgische Instrumente, Hamburg, BRD)

10.3. Satz für Schrauben und Platten

2 Spiralbohrer ⌀ 2,0 mm
2 Spiralbohrer ⌀ 3,2 mm
2 Spiralbohrer ⌀ 4,5 mm
2 Gewindeschneider ⌀ 3,5 mm
2 Gewindeschneider ⌀ 4,5 mm
2 Gewindeschneider ⌀ 6,5 mm
Bohrbüchse neutral
Spannbohrbüchse
Gewebeschutzhülse
Schraubenlängenmeßgerät
Plattenspanner mit Zubehör
Kopfraumfräser
Schraubenzieher
2 Schränkeisen
Biegezange

10.4. Satz für kleine Schrauben und Plättchen

Zur Verwendung kommen Schrauben von 1,5 und 2,0 mm ⌀
3 Spiralbohrer ⌀ 1,1 mm
3 Spiralbohrer ⌀ 1,3 mm
2 Gewindeschneider ⌀ 1,5 mm
2 Gewindeschneider ⌀ 2,0 mm
Bohrbüchse ⌀ 1,1 mm
Bohrbüchse ⌀ 1,5 mm
Schraubenlängenmeßgerät klein
Kopfraumfräser klein
Schraubenzieher
2 Schränkeisen klein
Biegezange klein

10.5. Handchirurgiesatz ohne Sehnen und Knochen (Abb. 52)

2 Skalpelle klein, schlank
2 Pinzetten Adson, chirurgisch
Pinzette Adson, anatomisch
Präparierschere abgesetzt

Präparierschere fein
Fadenschere fein, spitz
2 Wundhaken 2zinkig, 6 mm Biegung
2 Wundhaken 2zinkig, 3 mm Biegung
2 Einzinkerwundhaken scharf, 3,8 mm Biegung
Wundhaken halbtief, geschlossen
Wundhaken halbtief, durchbrochen
2 Wundhaken Blattgröße 5×17 mm
Wundhaken Blattgröße 6×25 mm
Wundhaken halbtief, 2zinkig
Gabelhaken halbtief, 2zinkig mit Retrobiegung
Wundhaken 1zinkig, stumpf, 7 mm Hakenbiegung
Wundhaken 1zinkig, stumpf, 9 mm Hakenbiegung
6 Gefäßklemmen gebogen, Maulstärke 1 mm
2 Gewebefaßklemmen fein
4 Gewebefaßklemmen kräftig
Nadelhalter mit feinem Maul

10.5.1. Satz für Sehnen in der Handchirurgie

Sehnenstripper mit Schneidkopf, 5 mm Innendurchmesser, kurz
Sehnenstripper mit Schneidkopf, 5 mm Innendurchmesser, lang
Sehnenstripper mit Schneidkopf, 3 mm Innendurchmesser, kurz
Sehnendurchzugssonde mit Öhr und Fadenrinne, biegsam
Sehnenfaßzange, Maulbreite 3 mm

10.5.2. Knochensatz für die Handchirurgie (Abb. 53)

2 Knochenhebel klein
Knochenhebel mittelgroß
Elevatorium leicht gebogen
Elevatorium stark gebogen
Raspatorium gewinkelt
Raspatorium löffelförmig gebogen
Metallhammer mit großer und kleiner Aufschlagfläche
Meißel mit abgesetzter Klinge 5 mm breit
1 Satz Fingerflachmeißel, 2, 4, 6, 8, 10, 12, 15 mm breit

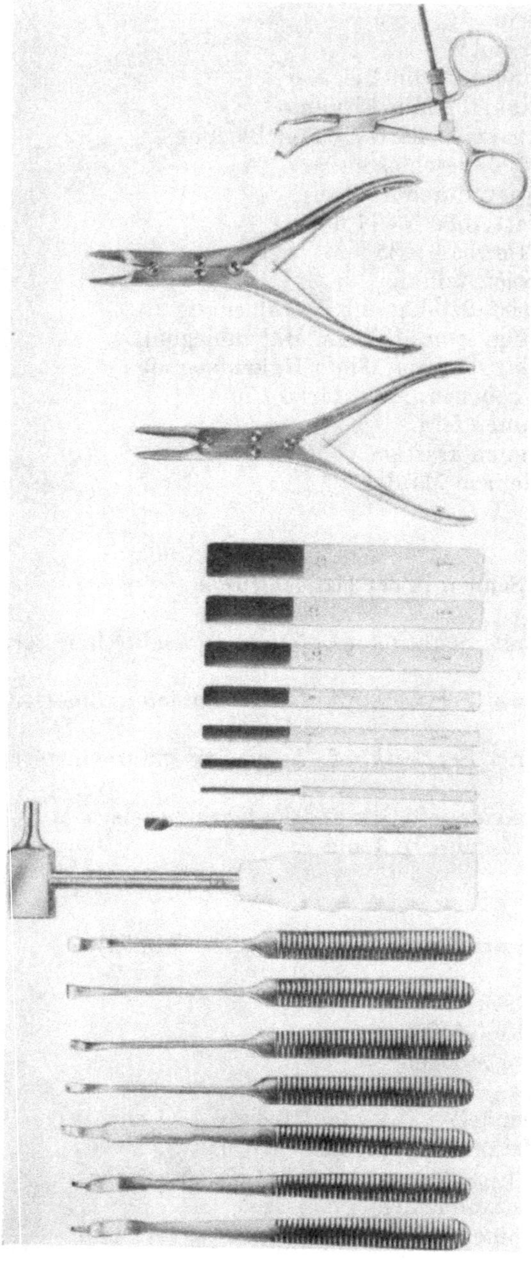

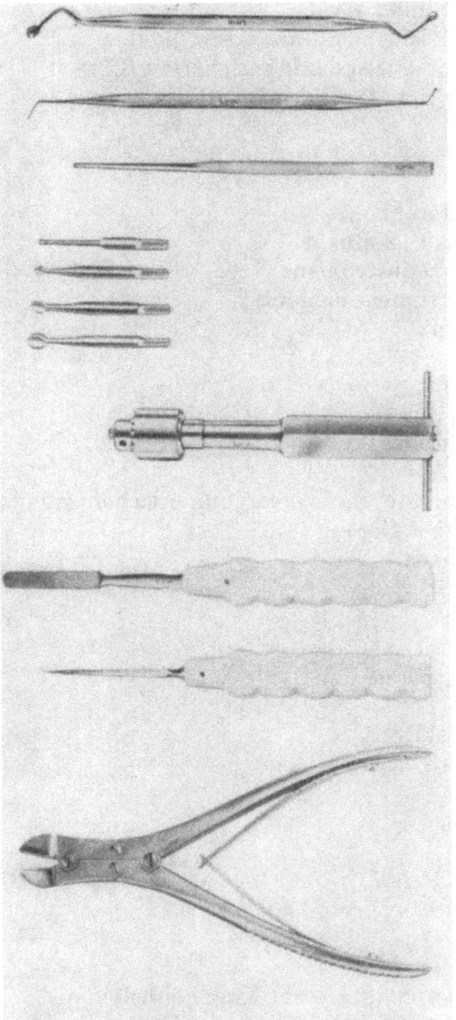

Abb. 53 Knochensatz für Handchirurgie (Fa. Waldemar Link, Chirurgische Instrumente, Hamburg, BRD)

Hohlmeißelzange mit feinem Maul
Knochensplitterzange leicht nach innen gewinkelt
Kleinfragment Repositionszange mit gesicherten Spitzen
Knochenhalteklammer mit Gewindesperre
Drahtschneidezange
Vierkantpfriem
Knochenraspel
Handbohrfutter längsdurchbohrt
1 Satz Kugelfräser 3, 4, 6, 8 mm ⌀
Stopfer/Dissektor, Doppelinstrument
Knochennachschlaginstrument schlank
Doppellöffel abgewinkelt

10.6. Wundversorgungssatz

Er enthält die Instrumente zur Versorgung frischer Zufallswunden ohne Knochenbeteiligung
4 Tuchklemmen Backhaus
2 Skalpelle
2 Pinzetten chirurgisch
Pinzette anatomisch
Wundspreizer, 3zinkig, scharf
2 Scheren gerade
4 Arterienklemmen Moskito
Nadelhalter
Hautnadeln
10 ml Injektionsspritze
2 ml Injektionsspritze
Kanülen

10.7. Satz für Lokalanästhesie bei Knochenbrüchen

Steriles Tuch
Steriles Schlitztuch
1 Paar Gummihandschuhe
10 ml Injektionsspritze
Pinzette anatomisch
Kornzange
2 Quaddelkanülen

3 Injektionsnadeln verschiedener Größe
4 Wattestäbchen
2 gelegte Tupfer 2×2 cm
Iod
Mastix
Lokalanästhetikum

10.8. Satz für Abdomen und Thorax

20 Tuchklemmen Backhaus
2 Wundhaken Kocher, groß
2 Wundhaken Kocher, mittel
2 Wundhaken Kocher, klein
Bauchdeckenselbsthalter Balfour
Scheidenspekulum Breisky 30 mm
2 Scheidenspekula Landau 28 mm
2 Scheidenspekula Landau 38 mm
6 Arterienklemmen Pean, gerade, 20 cm
6 Arterienklemmen Pean, gerade, 30 cm
6 Arterienklemmen Pean, gebogen, 20 cm
6 Arterienklemmen Pean, gebogen, 30 cm
20 Peritoneumklemmen Mikulicz
4 Kornzangen Gross mit Sperre, gerade, 20 cm
Kornzange Gross ohne Sperre, gebogen, 20 cm
4 Kornzangen Maier mit Sperre, gerade, 26 cm
Präparierschere lang, gerade
Präparierschere lang, gebogen
Nadelhalter lang, ohne Sperre
Nadelhalter lang, mit Sperre
Hohlsonde Schmieden
Unterbindungsnadel Brunner
Unterbindungsnadel Deschamps rechts
Unterbindungsnadel Deschamps links
Gallenblasenfaßzange
Schutzblech
2 Pinzetten anatomisch, 20 cm lang
2 Pinzetten chirurgisch, 20 cm lang
2 Wundhaken, 8zinkig, scharf
2 Wundhaken, 8zinkig, stumpf
4 Präparier- und Ligaturklemmen Overholt, lang, gebogen
4 Darmklemmen Kocher, gerade

4 Darmklemmen Kocher, gebogen
4 Nierenklemmen
Magenquetschklemme
3 Harnröhrensonden
3 Metallkatheter
2 Hakenzangen Czerny
2 Rippenscheren
Rippensperrer
Rippenraspatorium Doyen rechts
Rippenraspatorium Doyen links
Lungenspatel
4 Skalpelle groß
4 Skalpelle klein
Schere gerade
Schere gebogen
2 Pinzetten anatomisch
2 Pinzetten chirurgisch
Nierentasse
Metalltopf
Nadelordner
Schwesternschere

SPEZIELLER TEIL

1. Anlegen eines Streckverbandes (Extension)

Der Streckverband dient der Ruhigstellung eines Bruches, wobei der Zug direkt am Knochen angreift.

Es stehen heute 2 gebräuchliche Methoden zur Verfügung:

- Der Zug wird mittels Draht und eines Extensionsbügels oder
- mit dem Nagel nach Steinmann und einem drehbaren Bügel ausgeübt.

Obere Extremität: Hier wird die Extension mittels Draht am Ellenhaken angelegt.

Untere Extremität: Bei Brüchen im Bereich des Oberschenkels wird der Draht oder der Steinmann-Nagel entweder knapp oberhalb der Oberschenkelkondylen oder 2 cm hinter der Schienbeinrauhigkeit eingebracht. Bei Brüchen des Unterschenkels und des Sprungbeins erfolgt der Zug über einen Draht oder Nagel, welcher ins Fersenbein eingebohrt bzw. eingeschlagen wurde. Das Anlegen der Extension erfolgt in Lokalanästhesie.

Instrumente:

1. Drahtextension

Drähte 25 cm lang und 2,5 mm stark
Antriebsmaschine
Anatomische Pinzette
Extensionsbügel (Abb. 54a)
Drahtspanner (Abb. 54b)
Kneifzange
Flachzange

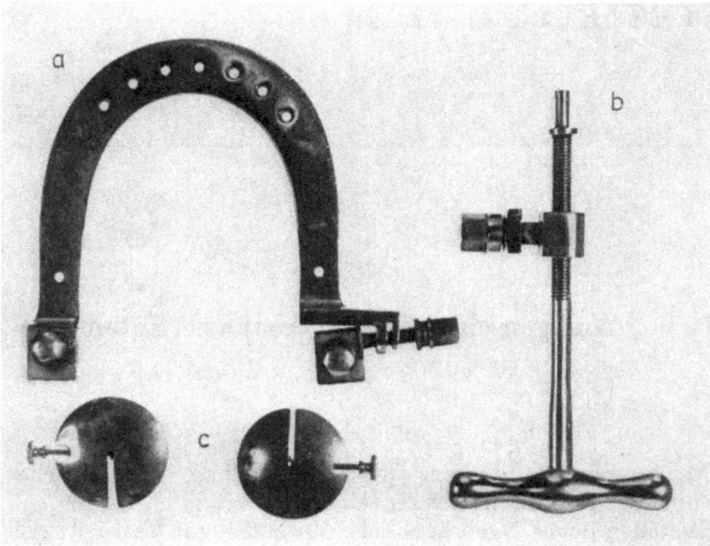

Abb. 54 Drahtextension
a. Extensionsbügel für Drähte
b. Drahtspanner
c. Begrenzungsplatten mit Schlitz

2 Filzscheiben in der Mitte gelocht, Dicke 10 mm, ⌀ 55 mm
2 Begrenzungsplatten mit Schlitz (Abb. 54c)

2. Steinmann-Nagelextension

Nägel nach Steinmann gibt es mit einem Durchmesser von 4 und 5 mm, wobei für den Streckverband die Nägel mit 4 mm ⌀ verwendet werden sollen,
21 cm lang für den Oberschenkel und die Schienbeinrauhigkeit
15 cm lang für das Fersenbein
Hammer 500 g
2 Filzscheiben in der Mitte gelocht, Dicke 10 mm, ⌀ 55 mm
2 Begrenzungsplatten mit Schlitz
drehbarer Bügel

2. Venae sectio

Die Venae sectio zur intravenösen Flüssigkeitszufuhr kann sowohl am Arm als auch am Bein angelegt werden.

Lagerung: Rückenlagerung
a. Unterarm maximal nach außen gedreht
b. Bein nach außen gedreht

Blutsperre: keine

Operateure: 2

Operation: Querer Hautschnitt in der Ellenbeuge oder oberhalb des inneren Knöchels. Stumpfes Präparieren der Vene und Unterfahren derselben mit einer Sonde. Die Vene wird peripher unterbunden und zentral angeschlungen. Zwischen diesen Fäden wird die Vene quer eingeschnitten und der Katheter in die Vene nach zentral zu eingeführt und mit dem zentralen Faden in dieser Lage festgeknüpft. Hautnaht.

Drainage: keine

Verband: eingeschnittene Kompressen, Leukoplast

Röntgen: entfällt

Instrumente:
Skalpell
2 Pinzetten chirurgisch
Pinzette anatomisch
Schere gerade, spitz
Schere gebogen, stumpf
3 Moskitoklemmen
Unterbindungsnadel Deschamps
Hohlsonde Doyen, gebogen
2 Wundhaken, 4zinkig, stumpf
2 Wundhaken, Blatt 10×11 mm
Wundspreizer, 2×3 zahnig, stumpf
Nadelhalter

3. Tracheotomie

Zur Freihaltung der Luftwege kann eine Tracheotomie aus verschiedenen Gründen notwendig werden.

Lagerung: Rückenlagerung, Kopf überstreckt gehalten

Blutsperre: keine

Operateure: 2

Operation: Längsgestellter Hautschnitt zwischen Kehlkopf und oberem Brustbeinende. Stumpfe Präparation der Halsweichteile. Eröffnung der Luftröhre in Höhe des 3.–4. Trachealringes. Fensterung der Luftröhre je nach Größe der verwendeten Kanüle. Hautnähte.

Drainage: keine

Verband: eingeschnittene Kompresse unter die Kanüle

Röntgen: entfällt

Instrumente:
2 Skalpelle mit verschieden großen Klingen
2 Arterienklemmen Moskito, fein, gerade, chirurgisch
2 Arterienklemmen Moskito, fein, gebogen, chirurgisch
2 Arterienklemmen Kocher, gerade
2 Pinzetten anatomisch
Präparierschere Metzenbaum
Unterbindungsnadel Deschamps rechts
Unterbindungsnadel Deschamps links
2 Wundhaken Langenbeck, 40 × 12 mm
2 Wundhaken, 3zinkig, scharf
2 Wundhaken, 1zinkig, scharf, kleine Biegung
2 Lidhalter Desmarres, klein
Hohlsonde
Nadelhalter
Trachealkanüle
Halteband für Trachealkanüle

4. Spongiosaentnahme aus dem Darmbein

Für die Gewinnung von Spongiosa zur Verpflanzung stehen das Darmbein, der große Rollhöcker, der Schienbeinkopf und der Ellenhaken zur Verfügung. Wenn größere Mengen von Spongiosa benötigt werden, so kommt nur das Darmbein für die Entnahme infrage.

Lagerung: Rückenlagerung

Blutsperre: keine

Operateure: 2

Operation: Schrägschnitt längs und unterhalb des Beckenkammes und Darstellen desselben. Der Beckenkamm wird mit dem Meißel abgeschlagen und nach innen zu umgekippt. Entnahme der Spongiosa mit einem Hohlmeißel. Zurückklappen des Beckenkammes, Adaptationsnähte mit Chrom-Catgut. Hautnaht.

Drainage: Saugdrain

Verband: einfacher Wundverband

Röntgen: entfällt

Instrumente:
Weichteilsatz
2 Knochenhebel Hohmann
Raspatorium breit
Flachmeißel 20 und 30 mm
Hohlmeißel 8 mm
Hammer 500 g
Schale mit Deckel zum Aufbewahren der gewonnenen Spongiosa

5. Hautübertragung (Transplantation)

Bei der freien Hautübertragung kommen im wesentlichen 3 Methoden zur Anwendung.

5.1. Hautläppchen nach Reverdin

Runde Hautstücke von 4–8 mm Durchmesser werden in Lokalanästhesie von der Entnahmestelle – meist Oberschenkel – ausgeschnitten und auf den Hautdefekt übertragen.

Instrumente:
Injektionsnadeln scharf, lang geschliffen
Skalpell klein

Verband: Salbengittertüll

5.2. Spalthautlappen

Zur Entnahme von Spalthautlappen gibt es verschiedene Arten von Messern und Dermatomen. Das gewonnene Transplantat wird im Bereich des Hautdefektes angenäht.

Instrumente:
Dermatom oder Messer (Abb. 55 u. 56)
Metall- oder Holzplatte 15 × 20 cm
2 Pinzetten chirurgisch, klein
Skalpell
Nadelhalter

Verband: Salbengittertüll

5.3. Gitter- oder Meshtransplantate (Abb. 57)

Bei Mißverhältnis zwischen verfügbaren Transplantaten und zu deckender Wundfläche, wie das z. B. bei Verbrennungs-

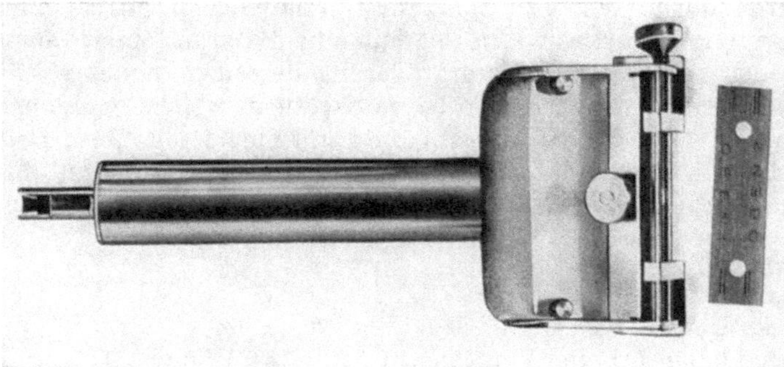

Abb. 55 Dermatom nach Mollowitz mit auswechselbarer Klinge. Die Breite der Hautlappen und die Schichtdicke sind einstellbar

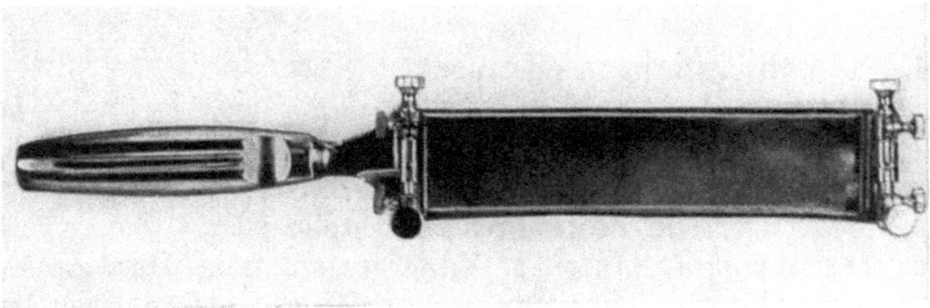

Abb. 56 Messer nach Schink zur Hautentnahme. Die Dicke der zu entnehmenden Haut ist von 0,1–2,0 mm einstellbar

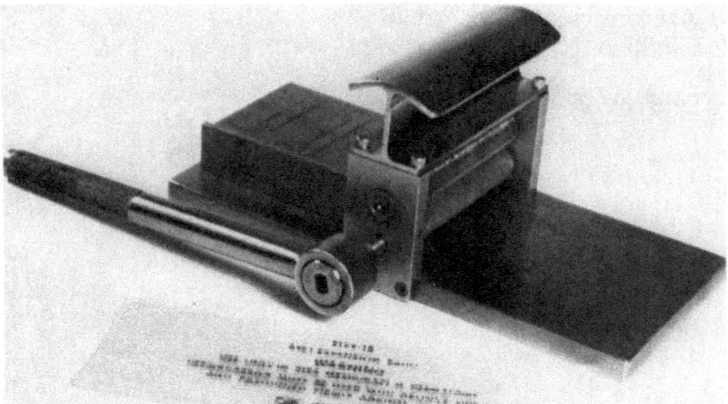

Abb. 57 Mesh-Dermatom mit Schablone

verletzungen der Fall sein kann, ermöglichen gitter- oder netzartige Einschnitte in der mit einem Dermatom entnommenen Spalthaut eine Vergrößerung derselben um das 1,5–9fache seiner Ursprungsgröße, je nachdem, welche Schablone benutzt wird. Dieser Vorgang wird mit einem sog. Mesh-Dermatom vorgenommen. Das abgebildete Gerät arbeitet mit Kunststoff-Einmalgebrauchs-Schablonen.

Instrumente:

Siehe 5.2.
Mesh-Dermatom
Schablonen für eine Vergrößerung um das 1,5fache
3,0fache
6,0fache
9,0fache

5.4. Vollhautlappen (Krause)

Die Entnahmestelle des Vollhautlappens muß durch Naht verschlossen werden. Dadurch ist die Größe des Transplantates begrenzt. Die beste Entnahmestelle ist die Innenseite des oberen Oberarmanteiles. Vom gewonnenen Hautlappen muß das Unterhautfettgewebe sorgfältig entfernt werden, bevor er auf den Defekt aufgenäht wird.

Instrumente:

Skalpell
2 Pinzetten chirurgisch, klein
Nadelhalter

Verband: Wundverband

6. Operationen an der oberen Extremität

6.1. Schlüsselbeinbruch – Schlüsselbeinpseudarthrose

Bei Brüchen des Schlüsselbeins mit starker Verschiebung und Interposition von Muskulatur, bei Stückbrüchen, welche die Haut zu perforieren drohen, bei offenen Brüchen und bei Brüchen mit Nervenausfällen ist die operative Versorgung angezeigt. Die Fixation mit Drähten oder Schrauben hat sich nicht bewährt. Am besten eignet sich eine Druckplatte.

Lagerung: Rückenlagerung, Sandsack unter die verletzte Schulter, so daß der Schultergürtel nach hinten abfällt

Blutsperre: keine

Operateure: 3

Operation: Hautschnitt unterhalb des Schlüsselbeines und Darstellen des Bruches. Einrichten desselben und Herrichten der Platte. Fixation derselben in typischer Technik. Hautnaht.

Drainage: Saugdrain

Verband: Gilchrist

Röntgen: Fahrbarer Röntgenapparat, Filme 18×24 cm

Instrumente:
Weichteilsatz
2 Knochenhaken, 1zinkig, scharf, weite Krümmung
Raspatorium breit
2 Knochenhebel Hohmann, 10 mm
2 Repositionszangen klein
2 Knochenhaltezangen Verbrugge
Satz für Schrauben und Platten
Antriebsmaschine
elektrisches Sauggerät
20 ml Injektionsspritze
stumpfe Kanüle
sterile, körperwarme Ringerlösung

6.2. Verrenkung im Schultereckgelenk

Ist das Schlüsselbein um mehr als volle Schaftbreite verrenkt, so läßt sich die Verrenkung meist konservativ beheben, aber nicht in eingerichteter Stellung festhalten. Es gibt mehrere operative Verfahren. In den letzten Jahren hat sich am besten die Fixation des Schlüsselbeins mit einer Schraube an den Rabenschnabelfortsatz des Schulterblattes bewährt.

Lagerung: Rückenlagerung, Sandsack unter die verletzte Schulter, so daß der Schultergürtel nach hinten abfällt.

Blutsperre: keine

Operateure: 3

Operation: Hautschnitt über dem peripheren Ende des Schlüsselbeins. Darstellen des Schultereckgelenkes. Entfernung von eingeschlagenem Gewebe. Darstellen des Rabenschnabelfortsatzes. Einrichten des verrenkten Schlüsselbeins. Bohrloch durch das Schlüsselbein in den Rabenschnabelfortsatz. Spongiosaschraube mit Unterlegscheibe. Naht des Bandapparates. Hautnaht.

Drainage: Saugdrain

Verband: Gilchrist

Röntgen: Fahrbarer Röntgenapparat, Filme 18×24 cm

Instrumente

Weichteilsatz
Knochenhaken, 1zinkig, scharf, weite Biegung
Raspatorium gerade, groß
Raspatorium gerade, klein
Bohrer
Bohrbüchse
Gewindeschneider
Antriebsmaschine
Spongiosaschrauben
Unterlegscheiben
Schraubenzieher

6.3. Gewohnheitsmäßige (rezidivierende) Schulterverrenkung (Bankart)

Die Operationstechnik nach Bankart besteht im wesentlichen darin, die durch die vielen Verrenkungen erweiterte Gelenkkapsel des Schultergelenkes zu verkleinern, so daß der Oberarmkopf wieder einen festen Halt in der Pfanne findet.

Lagerung: Rückenlagerung, wobei die zu operierende Schulter nicht mehr auf dem Op.-Tisch aufliegt, so daß der Zugang zur Schulterhinterseite von unten her frei zu erreichen ist. Arm auf Tischchen.

Blutsperre: keine

Operateure: 3

Operation: Ungefähr 25 cm langer Hautschnitt vom Schlüsselbein über die Vorderseite des Oberarmes. Darstellen des Rabenschnabelfortsatzes, dessen Spitze mit dem Meißel abgeschlagen wird, um nach weiterer Muskelpräparation die Schultergelenkkapsel darzustellen. Sie wird eröffnet und der Oberarmkopf mit dem Knochenhebel nach hinten gedrückt. Meißeln einer Rinne in die Schulterblattvorderseite, durch die 4 Bohrdrähte mit Ösen an beiden Enden von vorne nach hinten durchgebohrt werden. Mit Hilfe dieser 4 Bohrdrähte werden 2 Drahtnähte durch die Gelenkkapsel mit Ausziehdrähten angelegt. Die Ausziehdrähte werden an der Schultervorderseite, die Drahtenden an der Schulterhinterseite herausgeleitet und über gelegte Tupfer geknüpft. Naht der abgemeißelten Spitze des Rabenschnabelfortsatzes. Faszien- und Hautnähte.

Drainage: Saugdrain

Verband: Desault

Röntgen: Fahrbarer Röntgenapparat, Filme 18 × 24 cm

Instrumente:

Weichteilsatz
Flachmeißel 5, 10 mm
Knochenhebel Murphy-Lane
6 beiderseits gelochte Bohrdrähte
Antriebsmaschine
Flachzange

gebogene Nadel, Öse 0,5 mm ∅
Stahldraht 0,4 mm ∅
Ausziehdrähte
Hammer 500 g

6.4. Gewohnheitsmäßige Schulterverrenkung (Eden-Hybinette)

Eine weitere gebräuchliche Methode zur Behandlung der rezidivierenden Schulterverrenkung ist die nach Eden-Hybinette.

Lagerung: Rückenlagerung, Arm auf Tischchen

Blutsperre: keine

Operateure: 3

Operation: Hautschnitt an der Schultervorderseite und stumpfes Auseinanderdrängen der Muskulatur. Darstellen des M. coracobrachialis und Unterfahren desselben mit einer Sonde. Anlegen von Haltefäden und z-förmige Durchtrennung. Der M. subscapularis wird kapselnah durchtrennt. Neben dem Schultergelenk meißeln eines Bettes für einen Span aus der Knochenbank in das Schulterblatt. Der Span wird vor Beginn der Operation hergerichtet. Einbolzen des Spanes. Naht des M. subscapularis und des M. coracobrachialis. Hautnaht.

Drainage: Saugdrain

Verband: Brust – Armgips

Röntgen: Fahrbarer Röntgenapparat, Filme 18×24 cm

Instrumente:
Weichteilsatz
Hohlsonde gerade
Hohlsonde gebogen
Flachmeißel 5, 10, 15, 20 mm
Hammer 500 g
Knochenhaltezange Langenbeck
Nachschlageisen

6.5. Epiphysenlösung am oberen Oberarmende

Epiphysenlösungen am oberen Oberarmende sollen konservativ eingerichtet werden. Gelingt es nicht, stärkere Verschiebungen und Achsenknickungen auszugleichen – es besteht dann in der Regel eine Interposition – so soll operativ vorgegangen werden, um Fehlstellungen im weiteren Wachstum zu vermeiden.

Lagerung: Rückenlagerung, Sandsack unter die verletzte Schulter, so daß der Schultergürtel nach hinten abfällt

Blutsperre: keine

Operateure: 3

Operation: Hautschnitt an der Schultergelenkvorderseite. Darstellen der Epiphysenlösung und Einrichten derselben. Die gute Stellung wird mit 2 Bohrdrähten, die vom Oberarmschaft her in den Kopf eingebohrt werden, fixiert. Umbiegen der Bohrdrähte, Faszien- und Hautnaht.

Drainage: Saugdrain

Verband: Desault

Röntgen: Fahrbarer Röntgenapparat, Filme 18 × 24 cm

Instrumente:
Weichteilsatz
2 Knochenhebel Hohmann
2 Knochenhaken, 1zinkig, scharf, weite Biegung
Raspatorium schmal
Bohrdrähte ⌀ 2 mm
Antriebsmaschine
Kneifzange
Flachzange
Rundzange

6.6. Bruch des großen oder kleinen Rollhöckers am Oberarmkopf

Ist der abgebrochene große Rollhöcker über den Oberarmkopf verlagert, so kann der Verletzte den Arm nicht mehr seitwärts heben und auswärts drehen.

Ist der kleine Rollhöcker stark verschoben, so kann der Oberarm nicht nach innen gedreht und gegen Widerstand an den Oberkörper gepreßt werden. Bei jungen Menschen sollen daher die Rollhöcker, wenn eine stärkere Verschiebung besteht, operativ in ihr altes Bett zurückgelagert und dort fixiert werden.

Lagerung: Rückenlagerung, Sandsack unter die verletzte Schulter, so daß der Schultergürtel nach hinten abfällt

Blutsperre: keine

Operateure: 3

Operation: Der Zugang ist der gleiche wie bei der gewohnheitsmäßigen Schulterverrenkung (s. S. 73). Das Bruchstück wird an seine richtige Stelle gelagert und mit einer oder 2 Spongiosaschrauben fixiert.

Drainage: Saugdrain

Verband: Desault

Röntgen: Fahrbarer Röntgenapparat, Filme 18×24 cm

Instrumente:
Weichteilsatz
Satz für Schrauben und Platten
Flachmeißel, 5, 10 mm
Hammer 500 g
Raspatorium groß
Raspatorium klein
2 Knochenhebel Hohmann
Antriebsmaschine

6.7. Schultergelenknahe Oberarmbrüche (Subkapitale Humerusfraktur)

Brüche am schultergelenknahen Oberarmende treten in der Regel als typische Altersverletzung auf. Diese Brüche sind meist Stauchungsbrüche und können erfolgreich konservativ behandelt werden. Eine Indikation zur operativen Behandlung stellen subkapitale Oberarmbrüche bei jüngeren Verletzten mit stärkerer Verschiebung und Achsenabwinkelung, Trümmerbrüche sowie Verrenkungsbrüche nach erfolglosem Einrichtungsversuch dar.

Lagerung: Rückenlagerung, Sandsack unter die verletzte Schulter, so daß der Schultergürtel nach hinten abfällt

Blutsperre: keine

Operateure: 3

Operation: Der Zugang ist wie bei der gewohnheitsmäßigen Schulterverrenkung (s. S. 73). Freilegen des Bruches und Einrichten desselben, wenn nötig stufenweise mit temporärer Fixation durch Bohrdrähte. Das endgültige Festhalten der eingerichteten Stellung kann mit einer Platte oder/und mit Schrauben erfolgen (T- oder Kleeblatt-Platte).

Drainage: Saugdrain

Verband: Gilchrist

Röntgen: Fahrbarer Röntgenapparat, Filme 18×24 cm

Instrumente:
Weichteilsatz
Satz für Schrauben und Platten
Flachmeißel 5, 10 mm
Hammer 500 g
Raspatorium breit
Raspatorium schmal
Bohrdrähte ⌀ 2,0 mm
Flachzange
Kneifzange
2 Knochenhebel Hohmann
2 Repositionszangen groß
Antriebsmaschine

6.8. Oberarmschaftbruch

Bei offenen Brüchen oder bei gleichzeitigen Nerven- und/oder Gefäßverletzungen kann eine operative Behandlung eines Oberarmschaftbruches notwendig sein. Die heute am häufigsten angewandte Methode ist die Druckplattenosteosynthese.

Lagerung: Rückenlagerung, Arme auf Tischchen

Blutsperre: keine

Operateure: 3

Operation: Entsprechender Hautschnitt über dem Bruch, Freilegen und Einrichten desselben. Zur Stabilisierung kommt eine breite, gerade, selbstspannende Platte von mindestens 8 Loch Länge zur Anwendung. Dazu wird das Periost gespalten, mittels Raspatorium abgeschoben und die Platte nach evtl. erforderlicher Biegung mit Repositionszangen über dem eingerichteten Bruch fixiert. Bohren der Schraubenlöcher, Schneiden der Gewinde und Anschrauben der Platte. Faszien- und Hautnähte.
Bei der Präparation des Bruches kann der N. radialis zur Darstellung kommen, der mit einer Ringklemme während der Operation weggehalten wird.

Drainage: Saugdrain

Verband: Oberarm-U-Schiene, gespalten

Röntgen: Fahrbarer Röntgenapparat, Filme 15×40 cm

Instrumente:

Weichteilsatz
Satz für Schrauben und Platten
Raspatorium breit
2 Knochenhaken, 1zinkig, scharf, weite Biegung
2 Knochenhebel Hohmann, breit
2 Knochenhebel Hohmann, schmal
2 Repositionszangen groß
Ringklemme
Antriebsmaschine
elektrisches Sauggerät
20 ml Injektionsspritze
stumpfe Kanüle
sterile, körperwarme Ringerlösung

6.9. Oberarmschaftpseudarthrose

Eine Falschgelenkbildung (Pseudarthrose) muß für ihre Ausheilung operativ behandelt werden. Die Art des Vorgehens bei der Operation richtet sich dabei danach, ob Abbau- oder

Anbauvorgänge an den Knochenenden vorliegen, sog. atrophe oder hypertrophe Pseudarthrose.

Lagerung: Rückenlagerung, Arm auf Tischchen

Besondere Op.-Wäsche: Doppelschlitztuch für Spongiosaentnahme aus dem Darmbein

Blutsperre: keine

Operateure: 3

Operation: Hautschnitt über der Pseudarthrose und Darstellen derselben.

a. Atrophe Form: Abmeißeln der Markhöhlenabdeckelung an beiden Pseudarthroseenden. Dekortikation. Anpassen der Platte und Fixieren derselben. Spongiosaplastik.

b. Hypertrophe Form: Bei regelrechten Achsen- und Längenverhältnissen genügt die Schaffung eines Plattenlagers mittels Meißel (Osteosynthese s. S. 77). Bei Achsenfehlstellungen muß die Pseudarthrose gelöst werden. Nach Korrektur erfolgt die Druckplattenosteosynthese. Faszien- und Hautnaht.

Drainage: Saugdrain

Verband: Oberarm-U-Schiene, gespalten

Röntgen: Fahrbarer Röntgenapparat, Filme 15×40 cm

Instrumente:

Weichteilsatz
Satz für Schrauben und Platten
Raspatorium breit
2 Knochenhaken, 1zinkig, scharf, weite Biegung
2 Knochenhebel Hohmann, breit
2 Knochenhebel Hohmann, schmal
2 Repositionszangen groß
Hohlmeißel 5, 8, 10 mm
Flachmeißel 10, 15, 20 mm
Hammer 500 g
Antriebsmaschine
elektrisches Sauggerät
20 ml Injektionsspritze
stumpfe Kanüle
sterile körperwarme Ringerlösung

6.10. Suprakondylärer Oberarmbruch bei Kindern

Eine der möglichen Behandlungen bei kindlichen suprakondylären Oberarmbrüchen ist die Bohrdrahtfixation nach der konservativen Einrichtung.

Lagerung: Rückenlagerung

Blutsperre: keine

Operateure: 2

Operation: Unter Sicht des Röntgenbildverstärkers wird der Bruch konservativ eingerichtet und anschließend die gute Stellung mit 2 perkutan gekreuzt eingeführten Bohrdrähten fixiert.

Drainage: keine

Verband: Zellstoff-Verband

Röntgen: Röntgenbildverstärker, Filme 13 × 18 cm

Instrumente:
2 Pinzetten anatomisch
Bohrdrähte ⌀ 2,0 mm
Kneifzange
Nachschlageisen rund
Hammer 250 g
Antriebsmaschine

6.11. Brüche am unteren Oberarmende (Distale Humerusfrakturen)

Darunter versteht man 3 Gruppen:

1. knapp oberhalb des Ellenbogengelenkes liegende Brüche oder knöcherne Ausrisse
2. in die Gelenkfläche hineinreichende Brüche eines Kondyls oder der Trochlea
3. Brüche beider Kondylen, auch in Kombination mit unteren Oberarmschaftanteilen

Lagerung: Rücken- oder Bauchlagerung, Beugung des Armes im Ellenbogengelenk auf 100°

Blutsperre: Oberarm

Operateure: 3

Operation: Hautschnitt in der Mitte der Rückfläche des distalen Oberarmes beginnend bogenförmig speichenwärts etwa 2 Querfinger am Ellenhaken vorbei zur distalen Ellenkante ziehend. Für eine bessere Übersicht kann die Spitze des Ellenhakens abgemeißelt oder eine V-förmige Trizepssehnendurchtrennung vorgenommen werden. Der N. ulnaris muß freigelegt und mit einem Bändchen angeschlungen werden. Darstellen des Bruches und Einrichten desselben. Temporäre Fixation mit Bohrdrähten. Die Osteosynthese erfolgt mit Schrauben oder mit einer Platte; bei den sog. Y-Brüchen mit 2 Drittelrohrplatten oder mit Y-Spezialplatte. Rückverlagerung des N. ulnaris. Hautnaht.

Drainage: Saugdrain

Verband: Oberarmgips, gespalten

Röntgen: Fahrbarer Röntgenapparat, Filme 13 × 18 cm

Instrumente:
Weichteilsatz
Satz für Schrauben und Platten
Satz für kleine Schrauben und Plättchen
Bohrdrähte ⌀ 2,0 mm
Kneifzange
Flachzange
2 Knochenhebel Hohmann, klein
Raspatorium breit
Raspatorium schmal
2 Repositionszangen groß
Dissektor Freer, spitz–stumpf
Hammer 250 g
Draht ⌀ 0,8 mm
Drahtspanninstrument
Rundzange
Antriebsmaschine
elektrisches Sauggerät
20 ml Injektionsspritze
stumpfe Kanüle
sterile, körperwarme Ringerlösung

6.12. Apophysenlösung von den Oberarmepikondylen

Ein operatives Vorgehen bei den Apophysenlösungen ist nur dann notwendig, wenn die abgerissene Apophyse in das Ellbogengelenk hineingeschlagen ist. Meist ist der innere Epikondylus betroffen.

Lagerung: Rückenlagerung

Blutsperre: Oberarm

Operateure: 2

Operation: Bogenförmiger Hautschnitt an der Innen- oder Außenseite des Ellbogengelenks. Das in das Gelenk verlagerte Knochenstück wird mit einem 1zinkigen Haken samt den daran ansetzenden Muskeln aus dem Gelenk herausgezogen, an die Abrißstelle zurückverlagert und mit einigen Periostnähten befestigt.
Nur in seltenen Fällen ist eine Bohrdrahtfixation notwendig.
Hautnaht.

Drain: Saugdrain:

Verband: Oberarmgips, gespalten

Röntgen: Fahrbarer Röntgenapparat, Filme 13×18 cm.

Instrumente:
Weichteilsatz
Knochenhaken, 1zinkig, scharf, große Biegung
Dissektor Freer, scharf–stumpf
Bohrdrähte ⌀ 2,0 mm
Kneifzange
Rundzange
Antriebsmaschine

6.13. Bruch des Ellenhakens

Brüche des Ellenhakens mit größerem Auseinanderweichen der Bruchstücke müssen operativ behandelt werden.

Lagerung: Rückenlagerung, Arm vor die Brust geführt

Blutsperre: Oberarm

Operateure: 3

Operation: Hautschnitt siehe 6.11. Darstellen des Bruches und Entfernung von zwischengelagertem Gewebe. Das zentrale Bruchstück wird mit Hilfe eines Knochenhakens an seine richtige Stelle gebracht. Einbohren von 2 parallelen Drähten zur Feststellung des Bruches. Nach Bohren eines queren Kanals am körperfernen Bruchstück der Elle wird eine Zuggurtungsdrahtschlinge angelegt. Hautnaht.
Je nach Bruchform kann mitunter auch eine Druckplatte indiziert sein.

Drainage: keine

Verband: Zellstoff-Kompressionsverband

Röntgen: Fahrbarer Röntgenapparat, Filme 13×18 cm

Instrumente:
Weichteilsatz
Raspatorium breit
Knochenhaken, 1zinkig, scharf, weite Biegung
Bohrdrähte ⌀ 2 mm
Antriebsmaschine
Bohrer 2 mm
Draht 0,8 mm
Drahtspannzange
Kneifzange
Spitzzange

6.14. Pseudarthrose des Ellenhakens

Pseudarthrosen des Ellenhakens sind selten. Sie stellen dann eine Indikation zur operativen Behandlung dar, wenn die Beweglichkeit des Ellbogengelenks stark eingeschränkt ist.

Lagerung: Rückenlagerung, Arm vor die Brust geführt

Blutsperre: Oberarm

Operateure: 3

Operation: Hautschnitt an der Ellbogenaußenseite und Darstellen der Pseudarthrose. Sparsames Anfrischen derselben mit Entfernung aller bindegewebigen Anteile. Anatomische Einrichtung und Fixation mit Zuggurtung oder Druckplatte, meist unter Verwendung von autologer Spongiosa. Hautnaht.

Drainage: Saugdrain

Verband: Oberarmgips, gespalten

Röntgen: Fahrbarer Röntgenapparat, Filme 13×18 cm

Instrumente:

Weichteilsatz
Satz für Schrauben und Platten
Raspatorium breit
Raspatorium schmal
Flachmeißel 5, 10 mm
Hohlmeißel 5 mm
Hammer 500 g
Hohlmeißelzange Luer, klein
Knochensplitterzange Liston, klein
Bohrdrähte ⌀ 2,0 mm
Drahtspanninstrument
Kneifzange
Spitzzange
Antriebsmaschine
elektrisches Sauggerät
20 ml Injektionsspritze
stumpfe Kanüle
sterile, körperwarme Ringerlösung

6.15. Speichenkopfbruch — Entfernung und Rekonstruktion

Bei Trümmerbrüchen des Speichenkopfes kommt im Erwachsenenalter nur seine Entfernung infrage. Größere Meißelbrüche mit nur einem Bruchstück bei jüngeren Verletzten können operativ eingerichtet und mit einer Schraube fixiert werden. Im Kindesalter wird stets eine Rekonstruktion angestrebt.
Bei den Radiushalsbrüchen ist eine transartikuläre Bohrdrahtfixation die Methode der Wahl.

Lagerung: Rückenlagerung, Arm auf Tischchen

Blutsperre: Oberarm

Operateure: 2

Operation: Hautschnitt an der Ellbogenaußenseite, Durchtrennung der Muskulatur und Eröffnung des Ellbogengelenks. Darstellen des gebrochenen Speichenkopfes.

a. Entfernung des Speichenkopfes: Nach Entfernung der freiliegenden Knochenteile Darstellen des Speichenhalses. Durchmeißeln desselben. Noch vorhandene Knochenzacken werden mit der Hohlmeißelzange nach Luer entfernt.

b. Rekonstruktion des Speichenkopfes: Nach Einrichten des Bruches in anatomischer Stellung erfolgt die Fixierung mit einer Schraube oder durch Bohrdraht.

Faszien- und Hautnaht.

Drainage: Saugdrain

Verband: Oberarmgips, gespalten

Röntgen: Fahrbarer Röntgenapparat, Filme 13×18 cm

Instrumente:
Weichteilsatz
2 Knochenhebel Hohmann, schmal
Satz für Schrauben und Platten
Flachmeißel 10, 15 mm
Hammer 500 g
Hohlmeißelzange Luer, klein
Antriebsmaschine

6.16. Speichen- oder Ellenschaftbruch

Wenn der isolierte Speichen- oder Ellenschaftbruch durch die Sperrwirkung des anderen, intakten Knochens nicht ideal eingerichtet werden kann, ist operatives Vorgehen notwendig.

Lagerung: Rückenlagerung, Arm auf Tischchen

Blutsperre: Oberarm

Operateure: 3

Operation: Hautschnitt über dem Bruch. Darstellen und Einrichten desselben. Anlage der entsprechenden Platte. Fixierung derselben mit Schrauben. Die Stabilisierung eines Ellenbruchs kann auch mit einem Marknagel erfolgen, der vom Ellenhaken her eingeschlagen wird. Faszien- und Hautnaht.

Drainage: Saugdrain

Verband: Oberarmgips, gespalten

Röntgen: Fahrbarer Röntgenapparat, Filme 15×40 cm

Instrumente:

Weichteilsatz
Satz für Schrauben und Platten
2 Repositionszangen klein
2 Knochenhebel Hohmann
Raspatorium schmal
2 Knochenhaken 1zinkig, scharf, kleine Biegung
Antriebsmaschine
elektrisches Sauggerät
20 ml Injektionsspritze
stumpfe Kanüle
sterile, körperwarme Ringerlösung

6.17. Pseudarthrose des Ellen- bzw. des Speichenschaftes

Pseudarthrosen des Ellen- und des Speichenschaftes können durch eine Plattenosteosynthese behandelt werden.

Lagerung: Rückenlagerung, Arm auf Tischchen

Besondere Op.-Wäsche: Doppelschlitztuch zur Spanentnahme aus dem Darmbein

Blutsperre: Oberarm

Operateure: 3

Operation: Hautschnitt über der Elle bzw. der Speiche in Höhe der Pseudarthrose. Darstellen derselben. Resektion der Abdeckelung der Markhöhle an beiden Enden, Reposition und Retention durch Anlage einer schmalen 6-Loch-Platte. Anlagerung von autologer Spongiosa, die dem Beckenkamm entnommen werden kann. Hautnaht.

Drainage: Saugdrain

Verband: Zellstoff-Kompressionsverband

Röntgen: Fahrbarer Röntgenapparat, Filme 15×40 cm

Instrumente:
Weichteilsatz
Satz für Schrauben und Platten
Raspatorium schmal
2 Knochenhebel Hohmann
Knochenfaßzange Langenbeck
2 Knochenhaken 1zinkig, scharf, kleine Biegung
2 Repositionszangen klein
Hammer 500 g
Flachmeißel 5, 10 mm
Hohlmeißel 5 mm
Antriebsmaschine
elektrisches Sauggerät
20 ml Injektionsspritze
stumpfe Kanüle
sterile, körperwarme Ringerlösung

6.18. Unterarmschaftbruch – Plattenosteosynthese

Es gelingt häufig nicht, komplette verschobene Unterarmschaftbrüche konservativ einzurichten bzw. die gute Stellung bis zur Knochenbruchheilung zu erhalten. Eine bewährte Methode der operativen Versorgung ist die Druckplattenosteosynthese.

Lagerung: Rückenlagerung, Arm auf Tischchen

Blutsperre: Oberarm

Operateure: 3

Operation: Hautschnitt über dem Bruch der Elle und Darstellen desselben. Reposition, temporäre Retention durch Repositionszangen. Hierauf Hautschnitt über dem Bruch der Speiche und Darstellen des Speichenbruches. Nach Einrichten des Speichenbruches und Fixation desselben erfolgt die definitive Versorgung des Ellenbruches vor dem der Speiche mit einer selbstspannenden Platte. Die Behandlung des Speichenbruches erfolgt nach gleichen Prinzipien. Es soll mindestens jeweils eine 6-Loch-Platte verwendet werden. Faszien- und Hautnaht.

Drainage: Saugdrain

Verband: Oberarmgips, gespalten

Röntgen: Fahrbarer Röntgenapparat, Filme 15×40 cm

Instrumente:

Weichteilsatz
Satz für Schrauben und Platten
4 Knochenhebel Hohmann, klein
4 Repositionszangen klein
Raspatorium schmal, gerade
Raspatorium schmal, gebogen
Antriebsmaschine
elektrisches Sauggerät
20 ml Injektionsspritze
stumpfe Kanüle
sterile, körperwarme Ringerlösung

6.19. Unterarmschaftpseudarthrose – Plattenosteosynthese

Vergleiche 6.17.

Drainage: Saugdrain

Verband: Oberarmgips, gespalten

Röntgen: Fahrbarer Röntgenapparat, Filme 15×40 cm

Instrumente:

Siehe Unterarmschaftbruch (S. 87)
Siehe Spongiosaentnahme aus dem Darmbein (S. 67).

6.20. Bruch der Elle und Verrenkung des Speichenkopfes (Monteggia)

Dieser Verrenkungsbruch kann in der Regel nicht konservativ behandelt werden. Eine Einrichtung kann konservativ wohl gelingen, aber die eingerichtete Stellung läßt sich konservativ nicht festhalten. Es kommt die Stabilisierung der Elle mit einem Marknagel oder mit einer Druckplatte in Frage.

Lagerung: Rückenlagerung, Arm auf Tischchen

Blutsperre: Oberarm

Operateure: 3

Operation: Der 1. Teil der Operation siehe Marknagelung oder Druckplattenosteosynthese der Elle (S. 85). Wenn sich der verrenkte Speichenkopf dabei nicht einrichten läßt, so besteht eine Zwischenlagerung von Gewebe. Man muß dann den Speichenkopf wie zu seiner Entfernung freilegen (s. S. 84), einrichten und das zerrissene Ligamentum annulare radii nähen.

Drainage: 2 Saugdrain

Verband: Oberarmgips, gespalten

Röntgen: Fahrbarer Röntgenapparat, Filme 15×40 cm

Instrumente: Wie bei Marknagelung oder Druckplattenosteosynthese der Elle (s. S. 85 u. 86).

6.21. Bruch der Speiche und Verrenkung der Elle (Galeazzi)

Es handelt sich dabei um einen Bruch der Speiche im körperfernen Schaftbereich mit Verrenkung der Elle im unteren radio-ulnaren Gelenk. Die Einrichtung gelingt zwar auf konservativem Weg, jedoch nicht immer das Festhalten der guten Stellung.

Lagerung: Rückenlagerung, Arm auf Tischchen

Blutsperre: Oberarm

Operateure: 3

Operation: Hautschnitt seitlich über dem Speichenbruch, Darstellen und Einrichten desselben. Die Fixation erfolgt durch eine selbstspannende 6-Loch-Platte oder durch eine Halbrohrplatte. Durch die Einrichtung und Osteosynthese der Speiche wird in der Regel gleichzeitig die Verrenkung der Elle behoben. Ist der Griffelfortsatz der Elle abgerissen und verschoben, so kann dieser von einem 2. Hautschnitt aus eingerichtet und mit einer Druckschraube stabilisiert werden. Das radio-ulnare Band erfordert bei seiner Zerreißung die Naht. Faszien- und Hautnaht.

Drainage: Saugdrain

Verband: Oberarmgips, gespalten

Röntgen: Fahrbarer Röntgenapparat, Filme 15×40 cm

Instrumente:
Weichteilsatz
Satz für Schrauben und Platten
2 Knochenhebel Hohmann, schmal
Raspatorium schmal
2 Knochenhaken, 1zinkig, scharf, kleine Biegung
2 Knochenhaltezangen
2 Repositionszangen
Antriebsmaschine
elektrisches Sauggerät
20 ml Injektionsspritze
stumpfe Kanüle
sterile, körperwarme Ringerlösung

6.22. Handgelenksnaher Speichenbruch

Einen der häufigsten Brüche stellt der sog. „Bruch der Speiche an typischer Stelle" dar. Die Speiche ist dabei etwa 2–3 cm proximal des Handgelenks gebrochen. Diese Bruchform wird in der Regel konservativ behandelt. Eine Ausnahme bildet der Beugungsbruch bei jüngeren Verletzten (Typ Smith III).

Lagerung: Rückenlagerung, Arm auf Tischchen, Sandsack unter der Streckseite des Handgelenks

Blutsperre: Oberarm

Operateure: 3

Operation: Hautschnitt beugeseitig über dem Handgelenk und Darstellen des Bruches. Einrichten desselben unter maximaler

Streckung des Handgelenks über dem Sandsack. Anlage einer kleinen T-Platte in typischer Weise. Hautnaht.

Drainage: Saugdrain

Verband: palmare Gipsschiene bis zu den Fingerspitzen

Röntgen: Fahrbarer Röntgenapparat, Filme 13×18 cm

Instrumente:
Handsatz
Satz für kleine Schrauben und Plättchen
2 Knochenhebel Hohmann, schmal
Raspatorium schmal
2 Knochenhaken, 1zinkig, scharf, kleine Biegung
Dissektor Freer, spitz – stumpf
Antriebsmaschine
elektrisches Sauggerät
20 ml Injektionsspritze
stumpfe Kanüle
sterile, körperwarme Ringerlösung

6.23. Versteifung des Handgelenkes (Arthrodese)

Bei schweren Arthrosen mit schmerzhafter Bewegungseinschränkung im Handgelenk kann eine Versteifung notwendig werden.

Lagerung: Rückenlagerung, Hand auf Tischchen

Besondere Op.-Wäsche: Doppelschlitztuch für Spanentnahme aus dem Schienbein

Blutsperre: Oberarm

Operateure: 3

Operation: Hautschnitt streckseitig über dem Handgelenk bis zur Mitte des 2. Mittelhandknochens. Unter Schonung der Gefäße, Nerven und Sehnen Darstellen der Knochen – unteres Speichenende, Handwurzel und 2. Mittelhandknochen. Herrichten eines Spanbettes, das von der Speiche über die entsprechenden Handwurzelknochen bis in den 2. Mittelhandknochen reicht, mit der Doppelsäge oder mit dem Meißel. Anfrischen aller in diesem Spanbett zur Darstellung kommenden Gelenkflächen mit dem Meißel. In das Bett wird ein Kortikalisspan, welcher aus dem Schienbein entnommen wurde, eingepaßt. Die Fixation des Spans erfolgt entweder nur mit Schrauben oder mit einer schmalen, vorgebogenen, selbstspannenden Knochenplatte, die an der Speiche und am 2. Mittelhandknochen fixiert wird.

Drainage: Saugdrain

Verband: Oberarmgips, gespalten

Röntgen: Fahrbarer Röntgenapparat, Filme 13 × 18 cm

Instrumente:
Weichteilsatz
Satz für Schrauben und Platten
Raspatorium schmal
Raspatorium breit
Flachmeißel 5, 10, 20 mm
Hohlmeißel 3, 5 mm
Hammer 500 g
Doppelkreissäge
Antriebsmaschine

6.24. Pseudarthrose des Handkahnbeins

Bei schmerzhaften Kahnbeinpseudarthrosen kann man durch die Einpflanzung von Spongiosa und einem Kortikalisspan aus dem Ellenhaken eine Heilung erzielen.

Lagerung: Rückenlagerung, Arm auf Tischchen, Sandsack unter dem Handgelenk

Besondere Op.-Wäsche: Doppelschlitztuch für Spanentnahme aus dem Ellenhaken

Blutsperre: Oberarm

Operateure: 2

Operation: Hautschnitt an der Beugeseite des Handgelenks und Darstellen des Kahnbeins. Einstechen einer Injektionsnadel in den Pseudarthrosespalt. Röntgenkontrolle. Entfer-

nung der sklerosierten Teile der Pseudarthrose und Aushöhlen der beiden Bruchstücke als Bett für den Kortikalisspan. Hautschnitt an der Streckseite des Ellenhakens und subperiostales Freilegen desselben. Entnahme eines Kortikalisspans und Spongiosa. Hautnaht.
Herrichten und Einsetzen des gewonnenen Spans und der Spongiosa vom Ellenhaken in das vorbereitete Bett im Kahnbein. Faszien- und Hautnaht.

Drain: 2 Saugdrains

Verband: Zellstoff-Kompressionsverband am Ellbogen, palmare Gipsschiene bis zu den Fingerspitzen

Röntgen: Fahrbarer Röntgenapparat, Filme 9×12 cm

Instrumente:
Handchirurgiesatz
Knochensatz für die Handchirurgie
Scharfer Löffel 4 mm ⌀
Stopfeisen rund, 3 mm ⌀
Injektionsnadel

6.25. Bruch der Basis des 1. Mittelhandknochens ohne Verrenkung (Rolando)

Eine Operationsindikation besteht, wenn eine konservativ nicht zu beseitigende Stufenbildung im Gelenk besteht.

Lagerung: Rückenlagerung, Hand auf Tischchen

Blutsperre: Oberarm

Operateure: 2

Operation: Bogenförmiger Hautschnitt über dem 1. Mittelhandknochen bis zur Handwurzel. Darstellen des Bruches und Einrichten desselben. Provisorisches Festhalten der guten Stellung mit Bohrdrähten. Anlegen einer Gelenkkopf-T-Platte in typischer Technik, mitunter in Kombination mit einer Druckschraube. Naht der Gelenkkapsel und der Haut.

Drainage: keine

Verband: palmare Gipsschiene bis zu den Fingerspitzen

Röntgen: Fahrbarer Röntgenapparat, Filme 13 × 18 cm

Instrumente:
Handchirurgiesatz
Satz für kleine Schrauben und Plättchen
2 Knochenhaken, 1zinkig, scharf, kleine Biegung
2 Knochenhebel klein
Bohrdrähte 2 mm ⌀
Flachzange
Kneifzange
Raspatorium schmal
Antriebsmaschine
elektrisches Sauggerät
20 ml Injektionsspritze
stumpfe Kanüle
sterile, körperwarme Ringerlösung

6.26. Verrenkungsbruch an der Basis des 1. Mittelhandknochens (Bennett)

Der Bennettsche Verrenkungsbruch ist am einfachsten nach konservativer Einrichtung durch einen perkutan eingeführten Bohrdraht zu stabilisieren (a). Gelingt konservativ die stufenlose Einrichtung nicht, so muß operativ vorgegangen werden (b).

Lagerung: Rückenlagerung, Hand auf Tischchen

Blutsperre: Oberarm

Operateure: 2

Operation:

a. Bohrdrahtosteosynthese: Unter Sicht des Röntgenbildverstärkers Einrichten des Bruches durch Zug und Gegenzug. Festhalten der guten Stellung durch perkutanes Einbohren eines Bohrdrahtes durch den 1. Mittelhandknochen in die Handwurzel.

b. Verschraubung: Hautschnitt über der Basis des 1. Mittelhandknochens. Darstellen und Einrichten des Bruches. Provisorische Fixation mit Bohrdrähten. Verschraubung des Bruches. Verschluß der Gelenkkapsel, Hautnaht.

Drainage: keine

Verband: palmare Gipsschiene bis zu den Fingerspitzen

Röntgen: zu a: Röntgenbildverstärker, Filme 13×18 cm zu b: Fahrbarer Röntgenapparat, Filme 13×18 cm

Instrumente:
Handchirurgiesatz
Satz für kleine Schrauben und Plättchen
2 Knochenhebel klein
2 Knochenhaken, 1zinkig, scharf, kleine Biegung
Bohrdrähte 2 mm ⌀
Flachzange
Kneifzange
Raspatorium schmal
Antriebsmaschine

6.27. Brüche der Mittelhandknochen

Bei Brüchen der Mittelhandknochen im Schaftbereich und unterhalb des Köpfchens besteht eine Operationsindikation, wenn sich der Bruch konservativ nicht einrichten oder nicht in der guten eingerichteten Stellung festhalten läßt.

Lagerung: Rückenlagerung, Hand auf Tischchen

Blutsperre: Oberarm

Operateure: 3

Operation:

a. Bohrdrahtosteosynthese: Einrichten des Bruches unter Sicht des Röntgenbildverstärkers durch Zug und Gegenzug. Festhalten der eingerichteten Stellung durch einen perkutan eingeführten Bohrdraht.

b. Druckplattenosteosynthese: Hautschnitt über der Streckseite des gebrochenen Mittelhandknochens. Darstellen und Einrichten des Bruches. Festhalten der eingerichteten Stellung mit einer Repositionszange. Die endgültige Versorgung erfolgt im Schaftbereich mit einer geraden Platte und bei Brüchen unterhalb des Köpfchens des Mittelhandknochens mit einer Gelenkkopf T- oder -L-Platte. Naht der Streckaponeurose und der Haut.

Drainage: keine

Verband: palmare Gipsschiene bis zu den Fingerspitzen

Röntgen: zu a: Röntgenbildverstärker, Filme 13×18 cm
zu b: Fahrbarer Röntgenapparat, Filme 13×18 cm

Instrumente:
Handchirurgiesatz
Satz für kleine Schrauben und Plättchen
2 Knochenhebel klein
2 Knochenhaken, 1zinkig, scharf, kleine Biegung
Dissektor Freer, stumpf – scharf
Raspatorium schmal
Bohrdrähte 2 mm ⌀
Flachzange
Kneifzange
Antriebsmaschine
elektrisches Sauggerät
20 ml Injektionsspritze
stumpfe Kanüle
sterile, körperwarme Ringerlösung

6.28. Mittelhandknochen – Osteotomie

Bei in Fehlstellung verheilten Brüchen der Mittelhandknochen, die eine Bewegungseinschränkung der Finger zur Folge haben oder Beschwerden machen, ist die Korrekturosteotomie angezeigt.

Lagerung: Rückenlagerung, Hand auf Tischchen

Blutsperre: Oberarm

Operateure: 2

Operation: Streckseitiger Hautschnitt über der ehemaligen Bruchstelle des Mittelhandknochens. Unter Schonung der Strecksehne Darstellen des Knochens. Entsprechende Osteotomie mit der oszillierenden Säge zum Ausgleich der Fehlstellung. Osteosynthese mit einem Plättchen. Hautnaht.

Drainage: Saugdrain

Verband: palmare Gipsschiene bis zu den Fingerspitzen

Röntgen: Fahrbarer Röntgenapparat, Filme 13×18 cm

Instrumente:
Handchirurgiesatz
Satz für kleine Schrauben und Plättchen
Raspatorium schmal
2 Knochenhebel klein
Oszillierende Säge
Sägeblatt 8 mm
Flachmeißel 2,6 mm
Hohlmeißelzange mit feinem Maul
Repositionszange Finger
Knochenhaltezange klein

6.29. Brüche im Bereich der Finger

Wenn sich Brüche im Gelenkbereich der Fingerglieder nicht konservativ einstellen lassen, soll operativ vorgegangen werden.

Lagerung: Rückenlagerung, Hand auf Tischchen

Blutsperre: Oberarm

Operateure: 3

Operation: Hautschnitt je nach Ort des Bruches. Spaltung der Streck- bzw. der Interosseusaponeurose oder Eröffnung des entsprechenden Fingergelenks. Einrichten des Bruches und temporäre Fixation mit einem Bohrdraht oder Repositionszange. Verschraubung des Bruches oder Bohrdrahtosteosynthese. Naht der Aponeurose und der Haut.

Drainage: keine

Verband: palmare Gipsschiene bis zu den Fingerspitzen

Röntgen: Fahrbarer Röntgenapparat, Filme 9×12 cm

Instrumente:
Handchirurgiesatz
Satz für kleine Schrauben und Plättchen
2 Knochenhaken, 1zinkig, scharf, kleine Biegung
Raspatorium schmal
Dissektor Freer, scharf – stumpf
Repositionszange Finger
Bohrdrähte 1,5 mm ⌀
Flachzange
Kneifzange
Antriebsmaschine

6.30. Strecksehnenausriß an den Langfingern

Gewalteinwirkung gegen den im Endgelenk leicht gebeugten Finger kann zu einem Ausriß der Strecksehne mit oder ohne Knochenbeteiligung führen. Die Behandlung kann je nach Schule konservativ oder operativ erfolgen. Darstellung der operativen Behandlung.

Lagerung: Rückenlagerung, Hand auf Tischchen

Blutsperre: Fingerbasis

Operateure: 2

Operation: Hautschnitt über dem Fingerendgelenk und Freilegen des Strecksehnenausrisses. Besteht ein Riß der Strecksehne ohne Knochenbeteiligung, so wird diese genäht und das Fingerendgelenk mittels eines von der Fingerkuppe her eingeführten Bohrdrahtes fixiert, der bis in das Fingermittelglied reicht.
Bei einem knöchernen Strecksehnenausriß erfolgt nach der Einrichtung die Fixation des Knochenstückes mit einer Drahtnaht nach Bunnell. Hautnaht.

Drainage: keine

Verband: dorsale Gipsschiene mit Fingereinschluß

Röntgen: bei knöchernen Strecksehnenausrissen – Fahrbarer Röntgenapparat, Filme 9×12 cm

Instrumente:
Handchirurgiesatz
Bohrdrähte 1,6 mm ⌀
Kneifzange
Nachschlageisen rund, klein
Antriebsmaschine

6.31. Amputation im Ober- und Unterarmbereich

Die Höhe der Amputationsstelle an den oberen Extremitäten richtet sich nach den jeweiligen Gegebenheiten.

Lagerung: Rückenlagerung, Arm auf Tischchen

Blutsperre: Oberarm. Bei hoher Oberarmamputation mit 2 Gummischläuchen in der Achsel

Operateure: 3

Operation: Hautschnitt in Form eines Froschmauls, Durchtrennen der Muskulatur und Darstellen des Knochens. Durchsägen desselben. Hierauf werden die großen Gefäße dargestellt und doppelt ligiert. Zurückkürzen der Nerven. Öffnen der Blutsperre und Ligatur bzw. Umstechen noch blutender Gefäße. Muskeladaptations- und Hautnähte.

Drainage: quer durchgezogenes Laschendrain

Verband: Kompressionsverband

Röntgen: nur bei Amputation im Unterarmbereich, um die gleiche Amputationshöhe von Speiche und Elle zu erkennen – Fahrbarer Röntgenapparat, Filme 18×24 cm

Instrumente:
Weichteilsatz
Raspatorium breit
Zwischenknochenmesser
Knochensäge
Knochenhaken, 1zinkig, scharf, weite Biegung
Knochenhaltezange Langenbeck

6.32. Amputation im Bereich der Finger

Im Bereich des Daumens ist der Knochen soweit zu erhalten, daß eine einwandfreie Stumpfdeckung erfolgt. Bei den Langfingern soll die Kürzung des Knochens immer unter der Rolle eines Fingergliedes erfolgen, damit der Stumpf beim Faustschluß nicht hinderlich ist.

Lagerung: Rückenlagerung, Hand auf Tischchen

Blutsperre: Wenn möglich an der Fingerbasis

Operateure: 2

Operation: Froschmaulartiger Hautschnitt in Höhe der vorgesehenen Amputation. Darstellen des Knochens und Absetzen desselben mit der Hohlmeißelzange. Runden des Knochens mit der Knochensplitterzange. Hautnaht.
Drainage: keine

Verband: Fingerschiene

Röntgen: Fahrbarer Röntgenapparat, Filme 9×12 cm

Instrumente:

Wundversorgungssatz
Hohlmeißelzange Luer, klein
Knochensplitterzange Liston, klein

7. Operationen an der unteren Extremität

7.1. Hüftpfannenbruch

Hüftpfannenbrüche mit stärkerer Verschiebung der Bruchstücke lassen sich konservativ nicht ideal einrichten. Fortbestehende Stufenbildungen im Hüftgelenk führen zu einer frühzeitigen Arthrose des Gelenks.

Lagerung: je nach Art des Zugangs Seiten- oder Rückenlagerung

Blutsperre: keine

Operateure: 3–4

Operation: Hautschnitt im Bereich des Hüftgelenks und Darstellen der gebrochenen Hüftpfanne. Einrichten derselben und vorübergehende Fixation mit Bohrdrähten. Die Osteosynthese erfolgt durch Verschraubung oder/und mit Druckplatte. Kapsel-, Faszien- und Hautnaht.

Drainage: 3 Saugdrains

Verband: Spica coxae trochanterica als Kompressionsverband

Röntgen: Fahrbarer Röntgenapparat, Filme 24 × 30 cm

Instrumente:
Weichteilsatz
3 Knochenhebel Schuhmacher, 35 mm breit
2 Knochenhebel Hohmann, 24 mm breit
2 Knochenhebel Hohmann, 43 mm breit
Kapselfaßzange Weller
Präparierschere kräftig, 25 cm lang
Repositionszangen
Bohrdrähte 2,2 mm ⌀
Satz für Schrauben und Platten
Kneifzange
Flachzange
Antriebsmaschine
elektrisches Sauggerät
20 ml Injektionsspritze
stumpfe Kanüle
sterile, körperwarme Ringerlösung

7.2. Hüftgelenk – Totalendoprothese

Bei schweren degenerativen Veränderungen im Bereich des Hüftgelenks, z. B. nach Hüftgelenksverrenkungsbrüchen oder auch bei einem Schenkelhalsbruch mit starker primärer Verschiebung der Bruchstücke kann eine Endoprothese des Hüftgelenks gemacht werden. Dazu stehen heute unterschiedliche Modelle aus verschiedenen Werkstoffen zur Verfügung, zum Teil finden sie ohne Knochenzement Verankerung.

Lagerung: Rückenlagerung

Blutsperre: keine

Operateure: 3–4

Operation: Hautschnitt an der Außenseite des Hüftgelenks. Durchtrennung der Muskulatur und Darstellen der Hüftgelenkkapsel. Einsetzen der Knochenhebel und Eröffnen der Gelenkkapsel. Der Oberschenkelkopf wird aus der Pfanne luxiert – bei Schenkelhalsbrüchen wird der gebrochene Schenkelkopf entfernt. Einstellen des Schenkelhalses und Abtragung desselben mit der oszillierenden Säge. Bei Schenkelhalsbrüchen Zurechtrichten des Halsstumpfes. Entfernung der Hüftgelenkkapsel. Die Hüftpfanne wird mit Meißel und Fräse angefrischt. Probieren der Kunstpfanne. Einschlagen von Kerben und Rinnen in das Pfannendach, Scham- und Sitzbein. Einzementieren der Hüftpfanne. Anschließend wird der Oberschenkelstumpf mit der Raspel zurechtgerichtet. Einsetzen der Kopfprothese und Reposition des Hüftgelenks, um die Stellung des Beines zu überprüfen. Der Kopf wird wieder luxiert und die Kopfprothese einzementiert. Reposition des Hüftgelenks. Schichtweiser Wundverschluß, wobei bis zu 3 Saugdrains eingelegt werden (in das Hüftgelenk, zum Oberschenkelknochen und unter die Haut).

Drainage: 3 Saugdrains

Verband: Spica coxae trochanterica als Kompressionsverband

Röntgen: Fahrbarer Röntgenapparat, Filme 24×30 cm

Instrumente:
Weichteilsatz
3 Knochenhebel Schumacher, 35 mm breit
2 Knochenhebel Hohmann, 24 mm breit
2 Knochenhebel Hohmann, 43 mm breit
Kapselfaßzange Weller
Präparierschere kräftig, 25 cm lang
Anbohrer zur Extraktion des Oberschenkelkopfes
Luxationshebel
Oszillierende Säge
Hohlmeißel 7, 10, 15 mm
Flachmeißel 5, 10, 15 mm
Pfannenfräsen 46, 51, 56 mm ⌀

Antriebsmaschine
Hüftkappeneinsatzinstrument
Raspel gebogen
Hammer 500 g
2 Extraktionshaken
Schlitzhammer
Einschlaginstrument für die Kopfprothese
Zement
Schale
elektrisches Sauggerät
20 ml Injektionsspritze
stumpfe Kanüle
sterile, körperwarme Ringerlösung

7.3. Epiphysenlösung des Oberschenkelkopfes

Eine der Methoden zur Fixation der Oberschenkelkopfepiphyse nach der Einrichtung ist die mit Bohrdrähten oder Spongiosaschrauben.

Lagerung: Rückenlagerung am Extensionstisch, Beine abgespreizt

Blutsperre: keine

Operateure: 2

Operation: Hautschnitt an der Oberschenkelaußenseite und subperiostales Freilegen des Knochens. Einbohren von 4 Bohrdrähten oder 4 Spongiosaschrauben unter Sicht des Röntgenbildverstärkers durch den Schenkelhals in den Oberschenkelkopf. Faszien- und Hautnaht.

Drainage: Saugdrain

Verband: Spica coxae trochanterica als Kompressionsverband

Röntgen: 2 Röntgenbildverstärker, Filme 18×24 cm

Instrumente:
Weichteilsatz
Raspatorium groß
Kneifzange
Flachzange

Bohrdrähte 2,5 mm ⌀
Satz für Verschraubung
Antriebsmaschine

7.4. Bruch des Oberschenkelhalses – Dreilamellennagel Bruch des Oberschenkels pertrochanter – Dreilamellennagel und Platte

Die Nagelung eines Schenkelhalsbruches des Oberschenkels ist auch heute noch die Methode der Wahl. In den letzten Jahren versucht man, der gefährlichen Komplikation nach einem Schenkelhalsbruch, nämlich der Kopfnekrose auszuweichen, indem man primär keine Nagelung mehr durchführt, sondern gleich eine Hüftgelenkendoprothese einsetzt (s. S. 101). Eine Methode, pertrochantere Oberschenkelbrüche zu behandeln, besteht darin, daß man den Bruch mit einem Dreilamellennagel und einer zusätzlichen Platte (Lasche) fixiert. Beide Operationsverfahren können daher gemeinsam besprochen werden.

Lagerung: Rückenlagerung am Extensionstisch, Beine abgespreizt

Blutsperre: keine

Operateure: 2

Operation: Einrichten des Bruches unter Sicht des Röntgenbildverstärkers. Hautschnitt an der Oberschenkelaußenseite. Darstellen des Knochens. Schlagen einer Kerbe in den Knochen mit dem Hohlmeißel für den Führungsdraht. Einbohren des Führungsdrahtes. Ausmessern der Nagellänge an Hand der Länge des herausstehenden Führungsdrahtes. Aufbohren der Kortikalis des Oberschenkels für den Dreilamellennagel über dem Führungsdraht mit einer zentral gebohrten Fräse. Einschlagen des Nagels. Liegen die Bruchstücke nach der Nagelung nicht ideal aneinander, so wird der Bruch über dem Nagel zusammengestaucht. Anschließend kann eine Spongiosaschraube neben dem Dreilamellennagel in den Oberschenkelkopf eingebohrt werden, um den Schenkelhalsbruch gegen Rotation zu sichern.

Bei den pertrochanteren Brüchen wird nach dem Einschlagen des Dreilamellennagels an der Oberschenkelaußenseite eine Platte (Lasche) angelegt und diese mit dem Nagel durch eine Schraube verbunden. Die Platte selbst wird durch quer durch den Oberschenkelschaft gehende Kortikalisschrauben an ihm befestigt. Faszien- und Hautnaht.

Drainage: Saugdrain

Verband: Spica coxae trochanterica als Kompressionsverband

Röntgen: 2 Röntgenbildverstärker, Filme 18×24 cm

Instrumente:
Weichteilsatz
Raspatorium breit
Hohlmeißel 5 mm
Hammer 500 g
Bohrdrähte 22 cm lang, 2,2 mm ⌀. Vor der Operation muß jeder Bohrdraht geprüft werden, ob er leicht durch die zentrale Bohrung der Dreilamellennägel hindurchgeht!
Maßband Metall 30 cm
zentral gebohrte Fräse
Flachzange
Einschlaggerät für Dreilamellennägel
Hammer 500 g
Nachschlaggerät
einschraubbarer Nagelzieher
Extraktionshaken
Schlitzhammer
Satz für Schrauben und Platten
Steckschlüssel für Fixierschraube
Antriebsmaschine
elektrisches Sauggerät
20 ml Injektionsspritze
stumpfe Kanüle
sterile, körperwarme Ringerlösung

7.5. Bruch des Oberschenkelhalses – Winkel- oder Kondylenplatte

Ein Schenkelhalsbruch kann auch mit einer Winkelplatte operativ stabilisiert werden.

Lagerung: Rückenlagerung am Extensionstisch, Beine abgespreizt

Blutsperre: keine

Operateure: 2

Operation: Nach Einrichten des Bruches unter Sicht des Röntgenbildverstärkers Hautschnitt an der Oberschenkelaußenseite und Darstellen des Knochens. Einbohren von 2 richtungsgebenden 2 mm dicken Drähten. Herrichten der Klingeneintrittsstelle und Einschlagen des Plattensitzinstrumentes. Austausch desselben gegen die entsprechende 130° Winkel- oder Kondylenplatte. Eine zusätzliche Sicherung mit einer Spongiosaschraube mit Unterlegscheibe parallel zur Klinge kann bei großem Kopf gegen Drehung sichern. Faszien- und Hautnaht.

Drainage: Saugdrain

Verband: Spica coxae trochanterica als Kompressionsverband

Röntgen: 2 Röntgenbildverstärker, Filme 18×24 cm

Instrumente:
Weichteilsatz
Raspatorium
Hammer 500 g
Bohrdrähte 2 mm ⌀
Antriebsmaschine
Satz für Winkelplatten
Zielgerät zum Vorbohren der Kortikalis
neutrale Bohrbüchse lang
Plattensitzinstrument mit Führung
Ein- und Ausschlaginstrument
Zielplatten- oder Winkelscheibe
Nachschlagstößel
Schlitzhammer
elektrisches Sauggerät
20 ml Injektionsspritze
stumpfe Kanüle
sterile, körperwarme Ringerlösung

7.6. Bruch des Oberschenkels pertrochanter – Elastische Rundnägel nach Ender

Zur operativen Behandlung von pertrochanteren Oberschenkelbrüchen stehen verschiedene Verfahren zur Verfügung. Die Nagelung nach Ender hat den Vorteil, daß die Operationswunde fern vom Bruch und damit fernab vom Bruchhämatom gesetzt wird. Dadurch wird die Infektionsgefahr herabgesetzt.

Lagerung: Rückenlagerung am Extensionstisch, Beine abgespreizt

Blutsperre: keine

Operateure: 2

Operation: Einrichten des Bruches unter Sicht des Röntgenbildverstärkers.
Achtung! Der Operateur steht zwischen den Beinen, die Instrumentarien an der Außenseite des gesunden Beines.
Hautschnitt an der Innenseite des unteren Oberschenkelendes. Darstellen des Knochens und Aufbohren der Nageleinschlagstelle mit dem Pfriem. Auflegen eines Ender-Nagels an der Oberschenkelvorderseite zur Längenbestimmung. Nach entsprechendem Biegen werden 3 elastische Rundnägel bis in den Oberschenkelkopf eingeführt. Verschluß der Einführungsstelle am Knochen mit Wachs. Hautnaht.
Ist eine Osteotomie des großen Rollhöckers notwendig, so wird diese nach dem Einstellen des Bruches und entsprechender Abdeckung von einer Inzision an der Oberschenkelaußenseite mit dem Meißel gemacht. Naht. Anschließend erfolgt die Endernagelung wie vorher beschrieben.

Drainage: Laschendrain

Verband: Kompressionsverband

Röntgen: 2 Röntgenbildverstärker, Filme 18×24 cm

Instrumente:
Weichteilsatz
Hohlmeißel 5 mm
Hammer 500 g
Pfriem
Einschlaggerät für Ender-Nägel

Biegegerät
Nachschlageisen
Ausziehhaken
Raspatorium breit
Schlitzhammer
Flachzange
Flachmeißel 15, 20 mm
Wachs

7.7. Oberschenkelschaftbruch – gedeckte Marknagelung

Für die Marknagelung eignen sich vor allem Querbrüche und kurze Schrägbrüche im mittleren Schaftdrittel.

Lagerung: Seitenlagerung am Extensionstisch

Blutsperre: keine

Operateure: 2

Operation: Hautschnitt über dem Trochanter maior und Darstellen desselben. Durchbohren der Kortikalis mit dem Pfriem. Einführen des Führungsspießes. Hat sich der Bruch am Extensionstisch nicht eingestellt, so gelingt die Einrichtung oft mit einem Führungsspieß, dessen Ende gekrümmt ist, oder durch Führen des zentralen Fragments mit einem temporär eingeschlagenen kurzen Marknagel.
Wechseln des Führungsspießes mit dem Bohrspieß und Aufbohren der Markhöhle. Ausmessen der Marknagellänge. Wechseln des Spießes und Einschlagen des Marknagels. Hautnaht.

Drainage: Laschendrain

Verband: Zellstoff-Kompressionsverband

Röntgen: 2 Röntgenbildverstärker, Filme 15×40 cm

Instrumente:
Weichteilsatz
Pfriem
Marknagel 25 cm, 9 mm ⌀
Führungsspieße 80 cm, scharf und stumpf, gerade und an einem Ende mit verschiedenen Krümmungen
Führungsspieß für Markraumbohrer

flexible Bohrwellen
Satz Bohrköpfe
Gewebeschutzblech
Markraumbohrer
Vorschlaggerät
Einschlaggerät mit Führungszapfen
Einschlaggerät mit Längsschlitz
Hammer 1000 g
Metallmaßband 50 cm
Markraum-Bohrmaschine
Teflonrohr
20 ml Injektionsspritze
stumpfe Kanüle
sterile, körperwarme Ringerlösung

Bei jeder Marknagelung ist das komplette Ausschlaginstrumentarium für Zwischenfälle bereitzustellen (s. S. 110).

7.8. Oberschenkelschaftbruch – offene Marknagelung

Veraltete Oberschenkelschaftbrüche oder Pseudarthrosen, die für eine gedeckte Marknagelung nicht geeignet sind, müssen in offener Wunde markgenagelt werden.

Lagerung: Seitenlagerung

Blutsperre: keine

Operateure: 3

Operation: Hautschnitt über der Bruchstelle an der Oberschenkelaußenseite. Nach Durchtrennung von Faszie und Muskulatur Darstellen des Bruches. Einführen eines spitzen Führungsspießes in den Markraum des körpernahen Bruchstückes. Dieser wird durch den Knochen durchgeschlagen, bis er die Haut im Hüftbereich vorwölbt. Inzision der Haut an dieser Stelle und weiteres Herausschlagen des Spießes. Über ihn wird ein kurzer Marknagel aufgesetzt und gegen den Oberschenkelmarkraum vorgeschlagen. Entfernung des Führungsspießes. Einrichten des Bruches und Festhalten der guten Stellung mit Knochenhaltezangen. Durch den kurzen Marknagel im körpernahen Bruchstück, der als Führung dient, wird der Führungsspieß für den Markraumbohrer eingeschla-

gen. Der weitere Operationsablauf ist wie bei der gedeckten Marknagelung (s. S. 108).
Sind ein oder mehrere Drehkeile vorhanden, so werden diese vor dem Aufbohren mit zirkulären Drahtschlingen an die Hauptbruchstücke fixiert.

Drain: Saugdrain

Verband: Zellstoff-Kompressionsverband

Röntgen: Fahrbarer Röntgenapparat, Filme 24×30 cm und 15×40 cm

Instrumente:

Instrumente wie für die gedeckte Oberschenkelmarknagelung
2 Knochenhaltezangen Lambotte
Spannzange für Drähte
Kneifzange
Spitzzange
Raspatorium breit
Drahtumführungsnadel Demel
Draht 0,8 mm ⌀
Teflonrohr
20 ml Injektionsspritze
stumpfe Kanüle
sterile, körperwarme Ringerlösung

7.9. Marknagelentfernung – Oberschenkel und Schienbein

Wenn der Bruch knöchern durchgebaut ist, kann der Marknagel entfernt werden. Das Instrumentarium für die Entfernung des Oberschenkel- und Schienbeinmarknagels ist im wesentlichen das gleiche.

Lagerung:

Unterschenkel: Rückenlagerung mit Sandsack unter dem Kniegelenk
Oberschenkel: Seitenlagerung, Hüfte maximal gebeugt, Kniegelenk in 90°

Blutsperre:

Unterschenkel: Oberschenkel
Oberschenkel: keine

Operateure: 2

Operation: Wenn möglich, Eingehen in der alten Narbe. Darstellen des oberen Nagelendes. Ausschlagen des Nagels, das oft große Schwierigkeiten bereiten kann. Hautnaht.

Drainage: Laschendrain

Verband: Zellstoff-Kompressionsverband

Röntgen: Fahrbarer Röntgenapparat, Filme 15×40 cm

Instrumente:
Weichteilsatz
Raspatorium schmal
Scharfer Löffel klein
5 Ausziehhaken
Schlitzhammer
Nagelfänger für gebrochene Nägel
Feilkolben klein
Schlauchklemme
Metallsäge
Schraubenzieher
Hammer 1000 g

7.10. Suprakondylärer Oberschenkelbruch – Hakenförmige Marknägel (Rush-pin)

Für die operative Versorgung eines suprakondylären Oberschenkelbruches stehen mehrere Verfahren zur Verfügung. Die wichtigsten sind die Verwendung von hakenförmigen Marknägeln (Rush-Pin) und die Kondylenplatte.

Lagerung: Rückenlagerung, Beinteil abgeklappt, Rechtwinkellagerung des Kniegelenks auf einer Stütze, die in ihrer Höhe verstellbar ist.

Blutsperre: Oberschenkel

Operateure: 2

Operation: Stichinzision über dem inneren und äußeren Oberschenkelknorren. Darstellen des Knochens. Einrichten des Bruches unter Sicht des Röntgenbildverstärkers. Durchbohren der Kortikalis mit dem Pfriem und Einführen je eines hakenförmigen Marknagels vom inneren und äußeren Oberschenkelknorren in den Markraum unter Sicht des Röntgenbildverstärkers. Hautnaht

Drainage: keine

Verband: Oberschenkelgipshülse gespalten

Röntgen: Röntgenbildverstärker, Filme 15×40 cm

Instrumente:
Weichteilsatz
Raspatorium breit
Pfriem
2 Schränkeisen
Hammer 500 g
Schlitzhammer
Ein- und Ausschlaggerät für 6,3 mm ⌀ hakenförmige Marknägel

7.11. Suprakondylärer Oberschenkelbruch – Kondylenplatte

Lagerung: Rückenlagerung, Beinteil abgeklappt, Rechtwinkellagerung des Kniegelenks auf einer Stütze, die in ihrer Höhe verstellbar ist.

Blutsperre: Oberschenkel

Operateure: 3

Operation: Hautschnitt über der Außenvorderseite am unteren Oberschenkelende und Kniegelenk. Darstellen des Bruches und Einrichten desselben. Temporäres Festhalten der eingerichteten Stellung mit Bohrdrähten. Aufbohren der Platteneintrittsstelle und Anlegen der richtungsgebenden Drähte. Einbringen und Fixation der Kondylenplatte. Hautnaht

Drainage: Saugdrain

Verband: Zellstoff-Kompressionsverband

Röntgen: Fahrbarer Röntgenapparat, Filme 15×40 cm

Instrumente:

Weichteilsatz
Satz für Schrauben und Platten
Bohrdrähte 2,2 mm ⌀
Antriebsmaschine
Kneifzange
Spitzzange
Hammer 500 g
Satz für Winkelplatten
elektrisches Sauggerät
20 ml Injektionsspritze
stumpfe Kanüle
sterile, körperwarme Ringerlösung

7.12. Bruch eines Oberschenkelknorren

Besteht ein Bruch eines Oberschenkelknorrens mit Verschiebung, so kommt es in der Regel zu einer Fehlstellung im Kniegelenk in Form eines O- oder X-Beines. Diese Brüche müssen daher anatomisch rekonstruiert werden.

Lagerung: Rückenlagerung

Blutsperre: Oberschenkel

Operateure: 3

Operation: Längsgestellter Hautschnitt an der Außenseite des entsprechenden Oberschenkelknorren und Darstellen des Bruches. Interponierte Periostteile und kleine Knochensplitter werden entfernt. Der Knorren wird eingerichtet und mit 1zinkigen Knochenhaken festgehalten. Die endgültige Fixation erfolgt mit 2 Spongiosaschrauben. Hautnaht.

Drainage: Saugdrain

Verband: Oberschenkelgipshülse gespalten

Röntgen: Fahrbarer Röntgenapparat, Filme 18 × 24 cm

Instrumente:

Weichteilsatz
Raspatorium breit

Dissektor Freer, spitz – stumpf
2 Knochenhaken, 1zinkig, scharf, weite Biegung
Satz für Schrauben und Platten
Bohrdrähte 2,2 mm ⌀
Antriebsmaschine

7.13. Quadrizepsplastik

Die Quadrizepsplastik wird dann durchgeführt, wenn u. a. nach Brüchen am unteren Oberschenkelende eine hochgradige Einschränkung der Beugefähigkeit des Kniegelenkes infolge Verwachsungen besteht.

Lagerung: Rückenlagerung

Blutsperre: Oberschenkel

Operateure: 3

Operation: Hautschnitt von der Schienbeinrauhigkeit über die Kniescheibenmitte bis zum mittleren Drittel des Oberschenkels. Achtung mit Blutsperre! Durchtrennung der Faszie und Abschieben derselben nach beiden Seiten. Scharfes Abpräparieren der Muskulatur von der Rektussehne. Stumpfes und scharfes Lösen der strangförmigen Verwachsungen unter der Kniescheibe und Rektussehne. Sind nach einem Bruch am unteren Oberschenkelende Knochenzacken vorhanden, so werden diese mit dem Meißel abgetragen. Beugung des Kniegelenkes bis über dem rechten Winkel. Bei einer Stellung des Kniegelenkes von 90° werden die abgetrennten Muskelanteile vorübergehend mit Tuchklemmen an der Rektussehne und an der Kniescheibe fixiert. Hierauf Streckung des Kniegelenks und Vernähen der Muskulatur an die Sehne und an die Kniescheibe. Faszien- und Hautnaht.

Drainage: Saugdrain

Verband: Zellstoff-Kompressionsverband

Röntgen: entfällt

Instrumente:
Weichteilsatz
Raspatorium breit

Raspatorium schmal
Dissektor Freer, scharf – stumpf
2 Knochenhebel Hohmann, breit
20 Tuchklemmen Backhaus
Flachmeißel 5, 10, 15 mm
Hammer 500 g

7.14. Amputation im Bereich des Oberschenkels

Eine der gebräuchlichsten Methoden für die Amputation im Oberschenkelbereich ist die nach Callander, da man damit einen guten belastbaren Stumpf erzielen kann.

Lagerung: Rückenlagerung

Blutsperre: mit 2 Gummischläuchen in der Oberschenkelbeuge

Operateure: 3

Operation: Das Bein wird zuerst im Kniegelenk auf 90° gebeugt. Hautschnitt in der Mitte der Oberschenkelinnenseite beginnend – unterhalb der Kniescheibe und in der Mitte der Oberschenkelaußenseite endend. Dadurch wird das Kniegelenk eröffnet. Lappenförmiger Hautschnitt in der Kniekehle und Zurückschieben der Muskulatur am Oberschenkelknochen. Queres Absägen des Knochens 12 cm oberhalb des Kniegelenks. Darstellen der großen Gefäße und doppelte Ligatur derselben. Zurückkürzen des Nerven. Entfernung der Kniescheibe. Öffnen der Blutsperre, Ligatur bzw. Umstechen noch blutender Gefäße. Muskeladaptations- und Hautnähte.

Drainage: quer durchgezogenes zentral perforiertes Saugdrain oder Laschendrain

Verband: Kompressionsverband

Röntgen: entfällt

Instrumente:
Weichteilsatz
Raspatorium breit
Amputationsmesser
Zwischenknochenmesser

Knochensäge
Knochenhaken, 1zinkig, scharf, weite Biegung
Knochenhaltezange Langenbeck

7.15. Meniskusverletzung des Kniegelenkes

Bei Meniskusrissen wird je nach Schule eine Teilresektion oder eine Totalentfernung des verletzten Meniskus vorgenommen.

Lagerung: Rückenlagerung, beide Fußteile entfernt, so daß beide Kniegelenke in 90°-Stellung sind. Kopfende tief.

Blutsperre: Oberschenkel

Operateure: 3

Operation: Schräger Hautschnitt an der Knieinnen- oder Außenseite. Eröffnung des Gelenks. Darstellen des Meniskus. Fassen des gerissenen Meniskusanteiles und Abtragen desselben. Schichtweiser Wundverschluß der Operationswunde.

Drainage: keine

Verband: Zellstoff-Kompressionsverband

Röntgen: entfällt

Instrumente:
Weichteilsatz
2 Meniskushaken rechtwinklig mit gerader Klinge, Blatt 8×40 mm
stumpfes Häkchen, Hakenteil 6 mm
2 Meniskusfaßzangen gerade
Meniskusfaßzange gebogen
2 Tenotome gerade

7.16. Riß der Rektussehne

Die Risse der Rektussehne entstehen selten durch direkte Gewalteinwirkung, sondern infolge Degeneration der Sehne. Ziel der Operation ist die Naht der Sehne und der ebenfalls zerrissenen Muskulatur.

Lagerung: Rückenlagerung

Blutsperre: Oberschenkel

Operateure: 3

Operation: Bogenförmiger Hautschnitt über der Knievorderseite. Darstellen der Rektussehne und der benachbarten Muskulatur. Glättung der Rißenden. Durchflochtene Naht der Sehne und Naht der Muskulatur. Faszien- und Hautnaht.

Drainage: Saugdrain

Verband: Oberschenkelgipshülse gespalten

Röntgen: entfällt

Instrumente:
Weichteilsatz
gerade Nadeln

7.17. Bruch der Kniescheibe – Zuggurtung

Besteht bei einem Kniescheibenbruch ein Auseinanderweichen der Bruchstücke, so müssen diese operativ wieder vereinigt werden. Das am häufigsten gebräuchliche Verfahren ist die Zuggurtungsosteosynthese.

Lagerung: Rückenlagerung

Blutsperre: Oberschenkel

Operateure: 3

Operation: Leicht bogenförmiger Hautschnitt über der Knievorderseite und Darstellen des Kniescheibenbruches. Entfernung von dazwischen gelagertem Gewebe. Einrichten des Bruches. Einbringen von parallelen Bohrdrähten und Anlage von einer der 2 Zuggurtungsdrähten.
Naht des Reservestreckapparates und der Haut.

Drainage: Saugdrain

Verband: Oberschenkelgipshülse gespalten

Röntgen: Fahrbarer Röntgenapparat, Filme 13×18 cm

Instrumente:

Weichteilsatz
2 Knochenhaken, 1zinkig, scharf, weite Biegung
2 Repositionszangen groß mit Gewindesperre
Bohrdrähte 2 mm ⌀
Antriebsmaschine
Kneifzange
Flachzange
Spitzzange
Ahle gebogen, scharf, mit Öse für Draht
Drahtumführungsnadeln Demel
Draht 0,8 mm ⌀
Spannzange für Drähte

7.18. Bruch der Kniescheibe – Entfernung (Patellektomie)

Bei Trümmerbrüchen der Kniescheibe, die sich nicht rekonstruieren lassen, soll die Kniescheibe entfernt werden.

Lagerung: Rückenlagerung

Blutsperre: Oberschenkel

Operateure: 3

Operation: Bogenförmiger Hautschnitt über der Knievorderseite. Darstellen des Kniescheibenbruches und Entfernen der einzelnen Bruchstücke. Naht des Streck- und Reservestreckapparates. Hautnaht.

Drainage: Saugdrain

Verband: Oberschenkelgipshülse gespalten

Röntgen: Fahrbarer Röntgenapparat, Filme 13×18 cm

Instrumente:

Weichteilsatz
Knochenhaltezange Langenbeck

7.19. Gewohnheitsmäßige Kniescheibenverrenkung

Die Frage, ob eine traumatische Kniescheibenverrenkung gewohnheitsmäßig (habituell) werden kann, ist bis heute nicht eindeutig geklärt. Am häufigsten wird zur Behandlung die Operationsmethode nach Krogius angewandt.

Lagerung: Rückenlagerung

Blutsperre: Oberschenkel

Operateure: 3

Operation: Hautschnitt über der Knievorderseite und Darstellen des Reservestreckapparates. Herausschneiden eines Streifens aus dem Reservestreckapparat medial der Kniescheibe. Dieser Streifen wird vorübergehend nach oben umgeschlagen. Anschließend wird der Reservestreckapparat an der Außenseite der Kniescheibe in der gleichen Form nur eingeschnitten. Durch Vernähen des Defektes medial der Kniescheibe wird diese nach innen gezogen. Dadurch kommt es zu einem Klaffen des eingeschnittenen Reservestreckapparates an der Außenseite der Kniescheibe. Die so entstandene Lücke wird mit dem vorher gewonnenen Streifen neben der Knieinnenseite gedeckt, indem dieser oberhalb der Kniescheibe herum nach außen geschlagen und in die Lücke eingenäht wird. Hautnaht.

Drainage: Saugdrain

Verband: Oberschenkelgipshülse gespalten

Röntgen: entfällt

Instrumente:
Weichteilsatz

7.20. Versteifung des Kniegelenkes (Arthrodese)

Eine Versteifung des Kniegelenks kann bei in Fehlstellung geheilten Gelenkbrüchen, bei schmerzhaften Arthrosen und schmerzhaften Teilversteifungen nach Kniegelenkinfektionen notwendig werden.

Lagerung: Rückenlagerung

Blutsperre: Oberschenkel

Operateure: 3

Operation: Eröffnung des Kniegelenks durch einen bogenförmigen Schnitt an der Vorderseite, wobei das Kniescheibenband durchtrennt wird. Umschlagen des Hautlappens mit der Kniescheibe nach oben. Durchtrennen der Seiten- und Kreuzbänder, so daß die Gelenkflächen einwandfrei zur Darstellung kommen. Maximale Beugung des Unterschenkels im Kniegelenk. Schützen der Gefäße in der Kniekehle durch einen Metallspatel. Absägen der Gelenkflächen vom Oberschenkel und vom Schienbein. Strecken des Beines. Temporäre Fixation der Gelenkresektionsflächen durch gekreuzt eingeschlagene Steinmann-Nägel. Röntgenkontrolle. Einschlagen der Steinmann-Nägel für den äußeren Spanner und Anbringen desselben. Entfernung der temporär eingeschlagenen Steinmann-Nägel. Naht des Kniescheibenbandes. Hautnaht.

Drain: Saugdrain

Verband: Wundverband

Röntgen: Fahrbarer Röntgenapparat, Filme 15×40 cm

Instrumente:
Weichteilsatz
Metallspatel biegsam, 20 mm breit
6 Steinmann-Nägel 250 mm lang, 4 mm ⌀
Hammer 500 g
äußerer Spanner
Flachmeißel 10, 20, 30 mm
Hohlmeißelzange Luer
Knochensplitterzange Liston
Blattsäge
Flachzange

7.21. Riß der Seiten- und Kreuzbänder des Kniegelenkes

Frische Risse der Seiten- und Kreuzbänder können primär durch eine einfache Naht versorgt werden.

Lagerung: Rückenlagerung

Blutsperre: Oberschenkel

Operateure: 3

Operation: Hautschnitt an der Innen- oder Außenseite des Kniegelenks und Darstellen des zerrissenen Seitenbandes. Besteht gleichzeitig eine Verletzung der Kreuzbänder, so wird von diesem Schnitt aus das Kniegelenk eröffnet. Zuerst erfolgt die Naht der Kreuzbänder. Naht der Gelenkkapsel, des Seitenbandes und der Haut.

Drainage: keine

Verband: Oberschenkelgipshülse gespalten

Röntgen: entfällt

Instrumente:
Weichteilsatz

7.22. Riß des Kniescheibenbandes

Beim Riß des Ligamentum patellare kann nur operativ durch Naht Heilung erzielt werden.

Lagerung: Rückenlagerung

Blutsperre: Oberschenkel

Operateure: 3

Operation: Längsgestellter Hautschnitt über der Knievorderseite. Darstellen des gerissenen Bandes. Durchflochtene Naht desselben. Ist die Rißstelle nahe der Kniescheibe, so muß die Kniescheibe an ihrem unteren Pol quer durchbohrt werden, um mit Hilfe dieses Kanals die Naht verankern zu können. Naht der Faszie und der Haut.

Drainage: Saugdrain

Verband: Oberschenkelgipshülse gespalten

Röntgen: entfällt

Instrumente:

Weichteilsatz
Spiralbohrer 2 mm ⌀
Antriebsmaschine
gerade Nadeln

7.23. Bruch im Bereich des Schienbeinkopfes

Das Ziel der Operation ist bei den verschiedenen Formen der Schienbeinkopfbrüche die Wiederherstellung der Gelenkfläche des Schienbeinkopfes, um Fehlstellungen im Kniegelenk in Form eines O- oder X-Beines zu vermeiden. Die bei der Operation auftretenden Defekte der Spongiosa müssen mit Spongiosa aus dem Darmbeinkamm aufgefüllt werden.

Lagerung: Rückenlagerung

Besondere Op.-Wäsche: Doppelschlitztuch für Spongiosaentnahme aus dem Darmbein

Blutsperre: Oberschenkel

Operateure: 3

Operation: Hautschnitt über dem gebrochenen Schienbeinkopf, subperiostales Freilegen des Bruches und Einrichten desselben. Eine temporäre Fixation kann mit Bohrdrähten erfolgen. Zur endgültigen Osteosynthese kommen Spongiosa- und Kortikalisschrauben mit Unterlegscheiben oder Abstützplatten (z. B. T-Platte), je nach Bruchform, in Frage.
Besteht ein Defekt in der Spongiosa des Schienbeinkopfes, so wird dieser durch Spongiosa aus dem Darmbein aufgefüllt (s. S. 67). Hautnaht.

Drainage: Saugdrain

Verband: Zellstoff-Kompressionsverband

Röntgen: Fahrbarer Röntgenapparat, Filme 18 × 24 cm

Instrumente:

Weichteilsatz
Satz für Schrauben und Platten
Raspatorium schmal

Raspatorium breit
2 Knochenhaken, 1zinkig, scharf, weite Biegung
2 Repositionszangen Verbrugge
Flachmeißel 5, 10 mm
Dissektor Freer, scharf – stumpf
Stopfeisen rund
Bohrdrähte 2,2 mm ⌀
Antriebsmaschine

7.24. Unterschenkelschaftbruch – Gedeckte Marknagelung

Für die Marknagelung eignen sich Quer- und kurze Drehbrüche des Unterschenkels. Die Marknagelung soll möglichst gedeckt ausgeführt werden, da die Infektionsgefahr geringer ist.

Lagerung: Rückenlagerung am Extensionstisch bei rechtwinkeliger Beugung des Hüftgelenks. Beugung des Kniegelenks auf 70°. Lederfußmanschette. Zellstoff-Kompressionsverband über der Bruchstelle.

Blutsperre: Oberschenkel

Operateure: 2

Operation: Einrichten des Bruches unter Sicht des Röntgenbildverstärkers. Hautschnitt an der Knievorderseite, Spalten des Kniescheibenbandes. Darstellen des Knochens und Durchbohren der Kortikalis des Schienbeins mit dem Pfriem. Einführen eines Führungsspießes. Wenn nötig dabei Einrichten des Bruches. Wechseln des Führungsspießes mit dem Bohrspieß und Aufbohren der Markhöhle. Ausmessen der Marknagellänge. Neuerlicher Wechsel des Spießes und Einschlagen des Marknagels. Spülen des Markraumes. Naht des Kniescheibenbandes und der Haut.

Drainage: Laschendrain

Verband: Zellstoff-Kompressionsverband

Röntgen: Röntgenbildverstärker, Filme 15×40 cm

Instrumente:
Weichteilsatz
Pfriem

Führungsspieße 60 cm, scharf und stumpf, gerade und an einem Ende mit verschiedenen Krümmungen
Führungsspieß für Markraumbohrer
flexible Bohrwellen
Markraum-Bohrmaschine
Satz Bohrköpfe
Gewebeschutzblech
Markraumrohr
Vorschlaggerät
Einschlaggerät mit Führungszapfen
Einschlaggerät mit Längsschlitz
Hammer 500 g
Metallmaßband 50 cm
Markraum-Bohrmaschine
Alexander-Spritze
Teflonrohr
20 ml Injektionsspritze
stumpfe Kanüle
sterile, körperwarme Ringerlösung

Bei jeder Marknagelung ist das komplette Ausschlaginstrumentarium für Zwischenfälle bereitzustellen (s. S. 110).

7.25. Unterschenkelschaftbruch – Offene Marknagelung

Veraltete Unterschenkelschaftbrüche oder Pseudarthrosen, die für eine gedeckte Marknagelung nicht geeignet sind, können in offener Wunde markgenagelt werden.

Lagerung: Rückenlagerung

Blutsperre: Oberschenkel

Operateure: 3

Operation: Hautschnitt über der Bruchstelle. Nach Durchtrennen von Faszie und Muskulatur Darstellen des Bruches und Einrichten desselben. Die temporäre Fixation erfolgt mit Knochenhaltezangen. Der weitere Operationsablauf ist wie bei der gedeckten Schienbeinmarknagelung (s. S. 123). Sind Drehkeile vorhanden, so werden diese vor dem Aufbohren mit zirkulären Drahtschlingen an die Hauptbruchstücke fixiert.

Drainage: Laschendrain

Verband: Zellstoff-Kompressionsverband

Röntgen: Fahrbarer Röntgenapparat, Filme 15×40 cm

Instrumente:

Weichteilsatz
Instrumente wie für die gedeckte Schienbeinmarknagelung
2 Knochenhaltezangen Lambotte
Spannzange für Drähte
Raspatorium breit
Kneifzange
Spitzzange
Drahtumführungsnadel Demel
Draht 0,8 mm ⌀
Teflonrohr
20 ml Injektionsspritze
stumpfe Kanüle
sterile, körperwarme Ringerlösung

7.26. Unterschenkelschaftbruch – Plattenosteosynthese

Gelenknahe Brüche des Schienbeinschaftes oder solche, bei denen mehrere Bruchstücke vorliegen, können eine Indikation zur Plattenosteosynthese darstellen.

Lagerung: Rückenlagerung

Besondere Op.-Wäsche: Doppelschlitztuch für Spongiosaentnahme aus dem Darmbein

Blutsperre: Oberschenkel

Operateure: 3

Operation: Hautschnitt neben der vorderen Schienbeinkante. Darstellen des Bruches und Einrichten desselben. Temporäres Festhalten der guten Stellung mit Repositionszangen, durch Drahtumschlingung oder durch Bohrdrähte. Nach Spalten und Abschieben der Knochenhaut Anlage einer schmalen geraden oder einer selbstspannenden Platte in herkömmlicher Technik. Meist muß die Platte entsprechend vorgebogen und geschränkt werden. Bei Trümmerzonen kann eine Spongiosaplastik aus dem Darmbein notwendig werden (s. S. 67). Hautnaht.

Drainage: Saugdrain

Verband: Oberschenkelgips gespalten

Röntgen: Fahrbarer Röntgenapparat, Filme 15×40 cm

Instrumente:

Weichteilsatz
Raspatorium schmal
Raspatorium breit
2 Repositionszangen groß mit Gewindesperre
2 Knochenhaken, 1zinkig, scharf, weite Biegung
Dissektor Freer, scharf – stumpf
Drahtumführungsnadeln Demel
Draht 0,8 mm ⌀
Spannzange für Draht
Kneifzange
Spitzzange
Flachzange
2 Knochenhebel Hohmann, schmal
2 Knochenhebel Hohmann, breit
Satz für Schrauben und Platten
Bohrdrähte 2,2 mm ⌀
Antriebsmaschine
elektrisches Sauggerät
20 ml Injektionsspritze
stumpfe Kanüle
sterile, körperwarme Ringerlösung

7.27. Unterschenkelschaftbruch – Drahtumschlingung (Goetze)

Die Drahtumschlingung nach Goetze eignet sich bei Drehbrüchen. Diese Methode kann perkutan unter Sicht des Röntgenbildverstärkers ausgeführt werden.

Lagerung: Rückenlagerung am Extensionstisch mit leicht gebeugtem Kniegelenk

Blutsperre: Oberschenkel

Operateure: 2

Operation: Einrichten des Bruches unter Sicht des Röntgenbildverstärkers. Kleiner Hautschnitt an der Außenseite des Schienbeins in Höhe des Bruches. Umführen desselben mit einer mit Draht armierten Umführungsnadel. Gegeninzision an der inneren Schienbeinkante, Darstellen derselben und Durchziehen des Drahtendes mit einem Knochenhaken. Die Umführungsnadel wird nochmals an der Stichinzision an der Außenseite des Schienbeins angesetzt und das andere Drahtende zur Inzision an der Schienbeinaußenseite hindurchgezogen. Knüpfen des Drahtes. Bei einem langen Schienbeindrehbruch können mehrere Drahtschlingen notwendig sein. Hautnaht.

Drainage: keine

Verband: Oberschenkelgips gespalten

Röntgen: Röntgenbildverstärker, Filme 15×40 cm

Instrumente:
Weichteilsatz
Raspatorium schmal
Drahtumführungsnadeln Demel
Draht 0,8 mm ⌀
Spannzange für Draht
Knochenhaken, 1zinkig, stumpf, kleine Biegung
Kneifzange
Spitzzange

7.28. Unterschenkelschaftbruch – Äußere Spanner

Bei drittgradig offenen Unterschenkelschaftbrüchen oder bei infizierten Brüchen können äußere Spanner (Fixateur externe) zur Anwendung kommen. Von den äußeren Spannern selbst gibt es verschiedene Modelle.

Lagerung: Rückenlagerung

Blutsperre: keine

Operateure: 2

Operation: Die Löcher für die Steinmann-Nägel (⌀ 5 mm) werden nach Stichinzision der Haut mit einem 3,5-mm-Bohrer

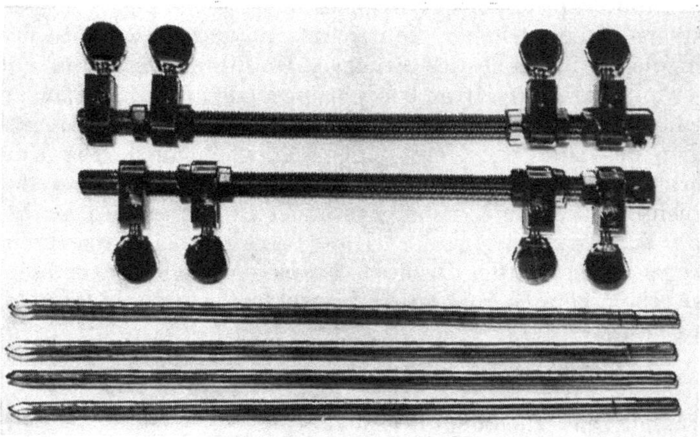

Abb. 58 Äußerer Spanner mit Steinmann-Nägeln

hergerichtet. Sehr harte Knochen erfordern mitunter die Anwendung eines 4,5-mm-Bohrers bei Verwendung gleichdicker Steinmann-Nägel. Bei Verwendung von Bohrnägeln entfällt die Vorbohrung. Die Montage des äußeren Spanners soll so erfolgen, daß eine achsengerechte Fixierung des Bruches in beiden Ebenen erzielt wird.

Drainage: keine

Verband: Schutzverband an den Nageleintrittsstellen

Röntgen: Fahrbarer Röntgenapparat, Filme 15×40 cm

Instrumente:

Weichteilsatz
Gewebeschutzhülse
Spiralbohrer 3,5 mm
Spiralbohrer 4,5 mm
Steinmann-Nägel ⌀ 5 mm
Bohrnägel
Hammer 500 g
Antriebsmaschine
äußerer Spanner (Abb. 58)

7.29. Wadenbeinosteotomie

Wenn es bei Unterschenkelbrüchen zu einer verzögerten Kallusbildung am Schienbein kommt, so wirkt das bereits geheilte Wadenbein als Sperrknochen und muß daher durchtrennt werden.

Lagerung: Rückenlagerung

Blutsperre: Oberschenkel

Operateure: 2

Operation: Hautschnitt über dem Wadenbein in Höhe des gebrochenen Schienbeins. Subperiostales Freilegen des Wadenbeins. Unterführen desselben mit 2 Knochenhebeln und Durchtrennung des Knochens mit dem Meißel, Hautnaht.

Drainage: Saugdrain

Verband: Oberschenkelgips gespalten

Röntgen: Fahrbarer Röntgenapparat, Filme 15×40 cm

Instrumente:
Weichteilsatz
Raspatorium schmal
2 Knochenhebel Hohmann, schmal
Knochenhaltezange Langenbeck
Flachmeißel 10, 12, 15 mm
Hammer 500 g

7.30. Schienbeinpseudarthrose

Eine der Methoden zur Behandlung von Schienbeinpseudarthrosen ist die Anlagerung eines Knochenspanes aus dem gesunden Schienbein an die Pseudarthrose nach Phemister.

Lagerung: Rückenlagerung

Besondere Op.-Wäsche: Doppelschlitztuch für Spanentnahme aus dem gesunden Schienbein

Blutsperre: Oberschenkel

Operateure: 3

Operation: Zuerst erfolgt die Durchtrennung des Wadenbeins wie auf Seite 129 beschrieben. Hautschnitt über der Schienbeinpseudarthrose. Sie wird teilweise subperiostal freigelegt. Eine Anfrischung der Pseudarthrose selbst erfolgt nicht. Herrichten des Bettes für den Knochenspan, wobei Knochenvorsprünge mit dem Meißel begradigt werden müssen. Entnahme des Knochenspanes aus dem gesunden Schienbein. Anlagerung desselben über der Pseudarthrose. Periost- und Hautnähte.
Bei hypertrophen Pseudarthrosen besteht die Indikation der Marknagelung. Bestehen keine Achsen- oder Rotationsfehler, kann geschlossen vorgegangen werden wie bei der frischen Fraktur (s. S. 123). Zur Aufbohrung der Abdeckelung wird meist ein starrer Markraumbohrer verwendet. Sind Achsen- oder Rotationsfehlstellungen zu korrigieren, muß die Pseudarthrose freigelegt werden. Nach Exzision bindegewebiger Verwachsungen Resektion der Abdeckelung der Fragmente mit Meißel oder oszillierender Säge und anatomiegerechter Reposition kann die offene Marknagelung durchgeführt werden.
Atrophe Pseudarthrosen im Schienbeinschaftbereich stellen die Indikation für eine Druckplattenosteosynthese, Dekortikation und Spongiosaplastik dar. Die Pseudarthrose wird freigelegt, die Fragmentabdeckelung reseziert, evtl. vorliegende Achsen- oder Rotationsfehlstellung beseitigt und eine Druckplattenosteosynthese ausgeführt.
Auf einer Strecke von 8–10 cm, mindestens den halben Knochenumfang betragend, wird mit dem Meißel die äußere Knochenschicht mit den daran haftenden Weichteilen abgeschoben (Dekortikation). In die dabei entstehende Tasche erfolgt die Einbringung autologer Spongiosa. Entnahme siehe Seite 67. Hautnaht.

Drainage: 2 Saugdrain (Spanentnahme!)

Verband: Oberschenkelgips gespalten
Zellstoff-Kompressionsverband am Unterschenkel der Spanentnahme

Röntgen: Fahrbarer Röntgenapparat, Filme 15×40 cm

Instrumente:
Weichteilsatz
Flachmeißel 5, 10, 15 mm
Hammer 500 g
2 Knochenhebel Hohmann
Raspatorium breit

Raspatorium schmal
Doppelkreissägeblatt
Antriebsmaschine
elektrisches Sauggerät
20 ml Injektionsspritze
stumpfe Kanüle
sterile, körperwarme Ringerlösung
(sonst siehe Instrumentensätze je nach angewandter Operationstechnik)

7.31. Schienbeinbruch mit Beteiligung des oberen Sprunggelenkes (Pilon-Brüche)

Bei den Pilon-Brüchen handelt es sich um einen Gelenkbruch, bei welchem Schienbein, Wadenbein und meist auch die tibiofibulare Syndesmose verletzt sind. Häufig entsteht durch Stauchung noch zusätzlich ein Defekt im spongiösen Anteil des unteren Schienbeinendes.

Lagerung: Rückenlagerung

Besondere Op.-Wäsche: Doppelschlitztuch für Spongiosaentnahme aus dem Darmbein

Blutsperre: Oberschenkel

Operateure: 3

Operation: Zuerst wird der Wadenbeinbruch dargestellt, eingerichtet und stabilisiert (s. S. 136). Hautschnitt an der Vorderseite des oberen Sprunggelenks und Darstellen des Schienbeinbruches. Mit Bohrdrähten wird temporär die eingerichtete Stellung festgehalten. Besteht ein Spongiosadefekt, so wird dieser mit Spongiosa aus dem Darmbein ausgefüllt. Die endgültige Fixation des Schienbeinbruches erfolgt mit einer Kleeblatt-, Löffel- oder T-Platte. Hautnaht.

Drainage: Saugdrain

Verband: Oberschenkelgips gespalten

Röntgen: Fahrbarer Röntgenapparat, Filme 13 × 18 cm

Instrumente:

Weichteilsatz
Raspatorium breit

Raspatorium schmal
Dissektor Freer, scharf – stumpf
2 Knochenhebel Hohmann, klein
2 Knochenhebel Hohmann, breit
Kirschnerdrähte 2,2 mm ⌀
Antriebsmaschine
Flachzange
Kneifzange
Stopfeisen
elektrisches Sauggerät
20 ml Injektionsspritze
stumpfe Kanüle
sterile, körperwarme Ringerlösung

7.32. Amputation im Bereich des Unterschenkels

Die Amputation im Bereich des Unterschenkels kann sowohl nach einem Unfall als auch infolge Durchblutungsstörungen notwendig werden.

Lagerung: Rückenlagerung, Sandsack unter das Kniegelenk

Blutsperre: Oberschenkel

Operateure: 3

Operation: Hautschnitt in Form eines Froschmauls. Durchtrennung der Muskulatur. Darstellen von Schien- und Wadenbein. Queres Absägen der beiden Knochen. Fassen des Wadenbeinstumpfes mit der Knochenfaßzange und zurückkürzen desselben um 2–3 cm gegenüber dem Schienbein. Abmeißeln der vorderen Schienbeinkante. Aufsuchen der großen Gefäße und doppelte Ligatur derselben. Öffnen der Blutsperre. Exakte Blutstillung. Vernähen der Muskulatur über dem Schienbeinstumpf mit Catgutfäden. Hautnaht.

Drainage: quer durchgezogenes zentral perforiertes Saugdrain oder Laschendrain

Verband: Kompressionsverband

Röntgen: Fahrbarer Röntgenapparat, Filme 15×30 cm

Instrumente:
Weichteilsatz
kleines Amputationsmesser

Zwischenknochenmesser
Knochensäge
Knochenfaßzange Langenbeck
Knochenhaken, 1zinkig, scharf, weite Biegung
Flachmeißel 5, 10, 15 mm
Hammer 500 g

7.33. Marknagelentfernung – Schienbein

Siehe 7.9.

7.34. Riß der Achillessehne

Die Naht der Achillessehne erfolgt am häufigsten mit einer durchflochtenen Naht. Sie kann auch mit feinen Adaptionsnähten oder, wenn vorhanden, mit Durchflechten der Plantarissehne durchgeführt werden.
Da bei der Naht meist nicht unerhebliche Mengen von Nahtmaterial verwendet werden müssen, hat sich in den letzten Jahren die Versorgung der Achillessehnenrisse mit der Fibrinklebung bewährt.

Lagerung: Bauchlagerung, Sandsack unter dem Fußrist

Blutsperre: Oberschenkel

Operateure: 2

Operation: Hautschnitt medial der Achillessehne. Darstellen der gerissenen Enden nach Durchtrennung des Peritendineums. Durchflochtene Naht der Sehne. Wenn vorhanden Entfaltung der Plantarissehne, die mit feinen Adaptationsnähten über die Rißstelle fixiert wird.
Bei Anwendung der Fibrinklebung muß zuerst eine zentrale Stütznaht mit einem langsam resorbierbaren Faden angelegt werden. Die Sehnenstümpfe werden mit scharfen Haken ausgekämmt und in leichter Spitzfußstellung die auseinandergerissenen Sehnenstümpfe aneinandergelegt. Die Räume zwischen den Sehnenfasern werden mit Fibrinkleber ausgefüllt und die ursprüngliche Sehnendicke geformt. Überschüs-

siges Fibrin muß entfernt werden, um Adhäsionen zu vermeiden. Exakter Verschluß der Sehnenscheide mit feinsten Nähten. Hautnaht.

Drainage: keine

Verband: Unterschenkelgips gespalten in Spitzfußstellung

Röntgen: entfällt

Instrumente:
Weichteilsatz
Dissektor Freer, scharf – stumpf
2 gerade Nadeln

Wird die Plantarissehne zur Naht verwendet, so zusätzlich:
Sehnenstripper 30 cm
2 gerade Nadeln, Öhr 10 mm

7.35. Versteifung des hinteren und unteren Sprunggelenkes (Arthrodese)

Das hintere untere Sprunggelenk wird bei schmerzhaften Bewegungseinschränkungen versteift (Arthrodese). Meist ist dies nach schweren Fersenbeinbrüchen nötig.

Lagerung: Bauchlagerung, Sandsack unter dem unteren Unterschenkelende, damit der Fuß während der Operation maximal bewegt werden kann.

Blutsperre: Oberschenkel

Operateure: 2

Operation: Hautschnitt neben der Achillessehne. Stumpfes Durchtrennen des Fettgewebes und Darstellen der Gelenkkapsel, die durchtrennt wird. Abmeißeln der arthrotischen Randwülste vom Sprung- und Fersenbein. Einschlagen des Stempels des Drehverriegelungsgerätes in das hintere untere Sprunggelenk. Überstülpen des Hohlzylinders, Ausschneiden des Knochenzylinders und verdrehen desselben. Steht kein Drehverriegelungsgerät zur Verfügung, so wird ein Hohlmeißel verwendet.
Hautschnitt an der Fußsohle, subperiostales Freilegen des Fersenbeins. Einbohren eines Führungsdrahtes für den Drei-

lamellennagel. Auffräsen der Kortikalis und Einschlagen des Nagels. Hautnaht beider Wunden.

Drainage: Saugdrain

Verband: Zellstoff-Kompressionsverband

Röntgen: Röntgenbildverstärker, Filme 13×18 cm

Instrumente:
Weichteilsatz
Raspatorium schmal
Hohlmeißel 10, 15 mm
Drehverriegelungsgerät Scherbichler
Führungsdrähte 2,2 mm
Antriebsmaschine
zentral gebohrte Fräse 8 mm ⌀
Hammer 500 g
Metallmaßstab 25 cm
Einschlaggerät für Dreilamellennagel
Flachzange
einschraubbarer Nagelzieher
Extraktionshaken
Schlitzhammer
Dreilamellennägel 6–8 cm

7.36. Versteifung des oberen und hinteren unteren Sprunggelenkes (Arthrodese)

Bei schmerzhaften Arthrosen kann eine Versteifung nicht nur des hinteren unteren, sondern auch des oberen Sprunggelenks notwendig werden (Arthrodese).

Lagerung: Bauchlagerung, Sandsack unter dem unteren Unterschenkelende

Blutsperre: Oberschenkel

Operateure: 2

Operation: Hautschnitt über dem inneren Knöchel und Darstellen desselben. Der Knöchel wird quer abgemeißelt, so daß das obere Sprunggelenk zur Darstellung kommt. Verriegelung des Gelenks mit dem Gerät nach Scherbichler oder mit dem

Hohlmeißel. Entfernung des Knorpels von der inneren Wand des Sprungbeins und vom abgemeißelten inneren Knöchel, der dann an seine richtige Stelle zurückgelagert wird. Periost- und Hautnaht.
Die weitere Operationsfolge ist wie bei der Versteifung des hinteren unteren Sprunggelenks, nur daß ein längerer Dreilamellennagel zur Verwendung kommt, der durch das Sprungbein hindurch bis in das untere Schienbeinende eingeschlagen wird.

Drainage: 2 Saugdrain

Verband: Zellstoff-Kompressionsverband

Röntgen: Röntgenbildverstärker, Filme 13×18 cm

Instrumente:
Hohlmeißelzange Luer, klein
Knochensplitterzange Liston, klein
Die übrigen Instrumente wie bei 7.35., jedoch Dreilamellennägel von 14–15 cm

7.37. Bruch des äußeren Knöchels

Beim Bruch des äußeren Knöchels gibt es nicht nur verschiedene Bruchformen, die einer unterschiedlichen Behandlung bedürfen, sondern auch verschiedene Operationsverfahren, von denen die wichtigsten besprochen werden.

Operationsverfahren:

1. Versorgung des Bruches mit Malleolarschraube
2. Verschraubung mit mehreren Spongiosaschrauben
3. Fixation mit 2 Bohrdrähten und Zuggurtung
4. Verplattung mit einer Drittelrohrplatte
5. Drahtumschlingung

Lagerung: Rückenlagerung

Blutsperre: Oberschenkel

Operateure: 3

Operation: Hautschnitt über dem äußeren Knöchel. Subperiostales Freilegen und Einrichten des Bruches. Fixation desselben in anatomischer Stellung je nach Operationsmethode 1.–5. Hautnaht.

Drainage: Saugdrain

Verband: Zellstoff-Kompressionsverband oder Unterschenkelgips gespalten

Röntgen: Fahrbarer Röntgenapparat, Filme 13×18 cm

Instrumente:
Weichteilsatz
Raspatorium schmal
Raspatorium breit
Knochenhaken, 1zinkig, scharf, kleine Biegung
Dissektor Freer, scharf – stumpf
2 Knochenhaltezangen Verbrugge
2 Repositionszangen klein
2 Knochenhebel Hohmann, schmal

Je nach Art der Osteosynthese werden zusätzlich benötigt:
1. Malleolarschraube
Satz für Schrauben und Platten
2. Mehrere Spongiosaschrauben
Satz für Schrauben und Platten

3. Bohrdrähte und Zuggurtung
Bohrdrähte 2 mm ⌀
Bohrer 2 mm ⌀
Draht 0,8 mm ⌀
Spannzange für Drähte
Kneifzange
Spitzzange
Antriebsmaschine

4. Drittelrohrplatte
Satz für Schrauben und Platten

5. Drahtumschlingung
Drahtumführungsnadeln kleine Biegung
Draht 0,8 mm ⌀
Spannzange für Drähte
Kneifzange
Spitzzange
elektrisches Sauggerät
20 ml Injektionsspritze
stumpfe Kanüle
sterile, körperwarme Ringerlösung

7.38. Bruch des inneren Knöchels

Besteht bei einem Bruch des inneren Knöchels eine Zwischenlagerung von Gewebe, so muß dieses operativ entfernt und der Bruch mit 2 gekreuzten Bohrdrähten oder mit Malleolarschrauben fixiert werden.

Lagerung: Rückenlagerung

Blutsperre: Oberschenkel

Operateure: 2

Operation: Bogenförmiger Hautschnitt über dem inneren Knöchel. Darstellen des Bruches und Entfernen des dazwischengelagerten Gewebes. Einrichten des Bruches und Fixation desselben mit Bohrdrähten oder Malleolarschrauben. Hautnaht.

Drainage: keine

Verband: Unterschenkelgips gespalten

Röntgen: Fahrbarer Röntgenapparat, Filme 13 × 18 cm

Instrumente:
Weichteilsatz
Raspatorium schmal
Raspatorium breit
Knochenhaken, 1zinkig, scharf, weite Biegung

Bei Anwendung von Bohrdrähten:

Bohrdrähte 2 mm ⌀
Kneifzange
Flachzange
Antriebsmaschine

Bei Anwendung von Schrauben:

Satz für Schrauben und Platten
elektrisches Sauggerät
20 ml Injektionsspritze
stumpfe Kanüle
sterile, körperwarme Ringerlösung

7.39. Pseudarthrose des inneren Knöchels

Wenn Pseudarthrosen des inneren Knöchels Beschwerden machen, so sollen sie operativ behandelt werden.

Lagerung: Rückenlagerung

Blutsperre: Oberschenkel

Operateure: 2

Operation: Hautschnitt über dem inneren Knöchel und Darstellen der Pseudarthrose. Lösung und sparsame Anfrischung derselben. Fixation mit 2 Malleolarschrauben. Anschließend wird in der Mitte der Knöchelaußenseite in die Kortikalis ein Bett für einen Verschiebespan gemeißelt, der oberhalb davon vom Schienbein entnommen, nach unten über den Pseudarthrosespalt geschoben und festgepreßt wird. Hautnaht.

Drainage: keine

Verband: Unterschenkelgips gespalten

Röntgen: Fahrbarer Röntgenapparat, Filme 13×18 cm

Instrumente:
Weichteilsatz
Raspatorium schmal
Dissektor Freer, scharf – stumpf
Flachmeißel 5, 10 mm
Hammer 350 g
Stopfeisen
Satz für Schrauben und Platten
Antriebsmaschine
elektrisches Sauggerät
20 ml Injektionsspritze
stumpfe Kanüle
sterile, körperwarme Ringerlösung

7.40. Zerreißung der unteren Bandverbindung zwischen Schien- und Wadenbein (Syndesmose)

Besteht eine Zerreißung dieser Bandverbindung, so kommt es zu einem Klaffen der Sprunggelenksgabel und damit zu einer Fehlstellung des Sprungbeins. In der Regel erfolgt die Zerreißung dieser Bandverbindung mit Brüchen im Bereich des Sprunggelenks und kann daher mit dem äußeren Knöchel operativ versorgt werden.

Lagerung: Rückenlagerung

Blutsperre: Oberschenkel

Operateure: 2

Operation: Hautschnitt vor dem äußeren Knöchel und Darstellen der gerissenen Syndesmose. Naht derselben. Ist trotz Naht keine Stabilität der Bandverbindung zu erzielen oder ist sie nur ungenügend, so soll eine Transfixation mit einer Stellschraube zwischen Waden- und Schienbein gemacht werden. Hautnaht.

Drainage: Saugdrain

Verband: Unterschenkelgips gespalten

Röntgen: Fahrbarer Röntgenapparat, Filme 13 × 18 cm

Instrumente:
Weichteilsatz
Dissektor Freer, scharf – stumpf
Raspatorium schmal
Knochenhaken, 1zinkig, scharf, kleine Biegung
Satz für Schrauben und Platten
Antriebsmaschine

7.41. Abbruch eines Keiles vom hinteren unteren Schienbeinende

Wird der abgebrochene Keil (mehr als 1/3 der Gelenkfläche) vom hinteren unteren Schienbeinende nicht in anatomischer Stellung eingerichtet und fixiert, so kommt es in der Regel zu einer Fehlstellung des Sprungbeins in der Knöchelgabel. Diese Abbrüche finden sich meist in Verbindung mit einem Knöchelbruch.

Lagerung: Bauchlagerung

Blutsperre: Oberschenkel

Operateure: 3

Operation: Hautschnitt neben der Achillessehne. Nach stumpfem Präparieren des Fettgewebes kommt die Gelenkkapsel zur Darstellung. Sie wird durchtrennt und mit dem Periost abgeschoben, so daß der Bruch zur Darstellung kommt. Einrichten desselben und temporäre Fixation mit Bohrdrähten. Die endgültige Osteosynthese erfolgt mit 2 gekreuzt eingeführten Kortikalisschrauben. Hautnaht.

Drainage: Saugdrain

Verband: Unterschenkelgips gespalten

Röntgen: Fahrbarer Röntgenapparat, Filme 13×18 cm

Instrumente:

Weichteilsatz
Raspatorium schmal
Raspatorium breit
Knochenhaken, 1zinkig, scharf, weite Biegung
Satz für Schrauben und Platten
Antriebsmaschine
elektrisches Sauggerät
20 ml Injektionsspritze
stumpfe Kanüle
sterile, körperwarme Ringerlösung

7.42. Bruch des inneren und äußeren Knöchels

Beim Bruch beider Knöchel kann es noch zusätzlich zum Abbruch eines Randes oder eines Keiles vom hinteren unteren Schienbeinende und zur Zerreißung der Bandverbindung (Syndesmose) zwischen Schien- und Wadenbein im Sprunggelenksbereich kommen.

1. Bruch des inneren und äußeren Knöchels mit oder ohne Abbruch eines Randes vom hinteren unteren Schienbeinende.

Instrumente und Operationsablauf siehe unter Bruch des inneren und Bruch des äußeren Knöchels (s. S. 136 u. 138). Beim Bruch beider Knöchel wird zuerst der äußere und dann der innere Knöchel operativ versorgt. Der Abbruch nur eines Randes vom hinteren unteren Schienbeinende bedarf keiner operativen Behandlung.

2. Bruch des inneren und äußeren Knöchels mit Abbruch eines Keiles vom hinteren unteren Schienbeinende.

Zuerst wird der äußere Knöchel, dann der abgebrochene Keil und als letztes der Innenknöchel versorgt (s. S. 138).

3. Bruch beider Knöchel mit oder ohne Abbruch eines Randes oder Keiles vom hinteren unteren Schienbeinende und Zerreißung der Bandverbindung zwischen Schien- und Wadenbein.

Die Versorgung der Brüche erfolgt wie unter Punkt 2. Zum Abschluß wird die Bandverbindung genäht (s. S. 139).

7.43. Zerreißung der Bänder im Bereich des äußeren Knöchels (Subluxatio tali supinatoria)

Besteht eine vollständige Zerreißung der Bänder zwischen Waden-, Sprung- und Fersenbein – dies kann durch gehaltene Röntgenaufnahmen festgestellt werden –, so sollen die Bänder genäht werden.

Lagerung: Rückenlagerung

Blutsperre: Oberschenkel

Operateure: 2

Operation: Hautschnitt über der Außenseite in Höhe der Sprunggelenke. Darstellen der zerrissenen Bänder und Naht derselben. Hautnaht.

Drainage: keine

Verband: Unterschenkelgips gespalten

Röntgen: entfällt

Instrumente:
Weichteilsatz

8. Schädeltrepanation

Eine Trepanation muß dann durchgeführt werden, wenn es zu einer Blutung innerhalb des knöchernen Schädels und damit zu einer Raumbeengung des Gehirns kommt. Diese Operation wird daher auch als „entlastende“ Trepanation bezeichnet. Die Blutung kann zwischen Schädelknochen und Hirnhaut (epidurale Blutung) oder zwischen Hirnhaut und Gehirn (subdurale Blutung) oder/und intrazerebral erfolgen.

Lagerung: Rückenlagerung

Blutsperre: keine

Operateure: 3

Operation: Vor der Operation muß der Schädel rasiert werden.

Bogenförmiger Hautschnitt im Bereich des Scheitelbeines bis auf den Knochen. Abschieben von Muskulatur und Periost. Exakte Blutstillung. Setzen der Bohrlöcher. Einsetzen der Sonde immer zwischen 2 Bohrlöchern. Das Aussägen des Knochens erfolgt mit der Gigli-Säge. Besteht eine Blutung unter dem Schädelknochen (epidurales Hämatom), so werden die Blutkoagula abgesaugt, die Blutungsquelle aufgesucht und verschlossen. Findet sich eine Blutung nach Eröffnung der Hirnhaut, so liegt ein subdurales Hämatom vor. Ebenfalls Absaugen der Blutkoagula, Aufsuchen der Blutungsquelle und Blutstillung derselben. Einlegen eines Laschendrains, das durch die gesunde Haut herausgeleitet wird. Naht der Dura. Einlegen des herausgeschnittenen Knochenteiles, Hautnaht.

Dieses Vorgehen wird auch als osteoplastische Trepanation bezeichnet.

Besteht die Notwendigkeit sehr rascher Entlastung der Blutung, so kann nach Setzen des 1. Bohrloches dieses mit der Hohlmeißelzange nach Luer erweitert werden. Der dabei entstandene Defekt kann sekundär durch eine Schädeldachplastik verschlossen werden. Es handelt sich bei dieser Form um eine osteoklastische Schädeltrepanation.

Drainage: Laschendrain

Verband: Wundverband

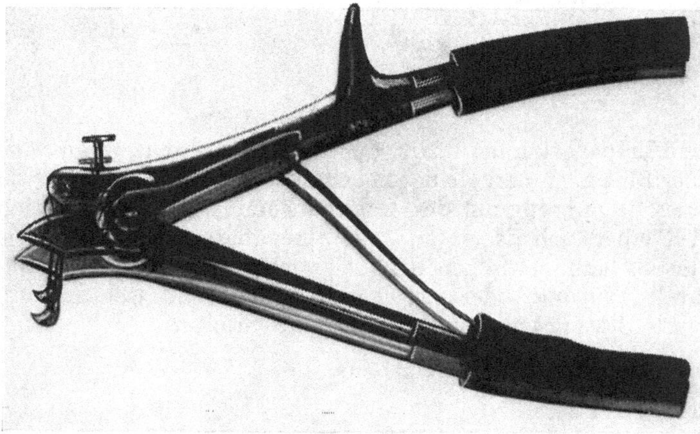

Abb. 59 Schädelzange Dahlgren. Die Haken sind auswechselbar

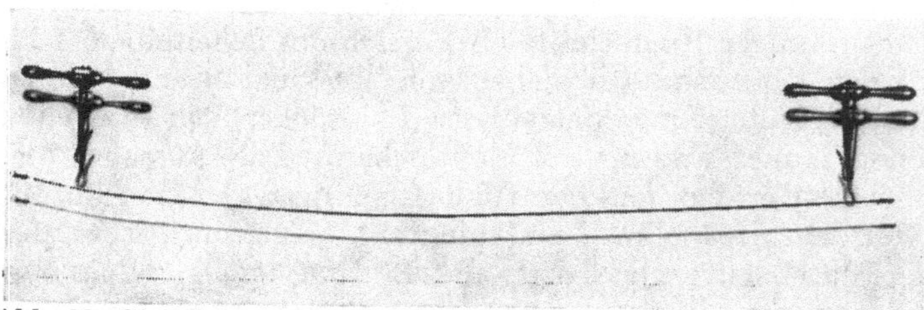

Abb. 60. Gigli-Drahtsäge mit Griffen

Röntgen: entfällt

Instrumente:

Weichteilsatz
20 Arterienklemmen Crile, gebogen
6 Arterienklemmen Moskito, gebogen
10 Arterienklemmen Kocher, gerade
Knochenhaken, 1zinkig, stumpf, kleine Biegung
Hohlmeißelzange Luer, gerade, klein
Hohlmeißelzange Luer, gebogen, klein
Knochensplitterzange Liston, gerade, klein
Schädelzange Dahlgren (Abb. 59)
Raspatorium breit, gerade
Raspatorium breit, gebogen

Raspatorium schmal, gebogen
Dissektor Freer, scharf – stumpf
2 Sonden zur Gigli-Säge
2 Handgriffe zur Gigli-Säge
3 Gigli-Sägen 50 cm (Abb. 60)
Kugelfräse 8, 14 mm
3 Durahäkchen
Duraschere
Knopfsonde
Hohlsonde
2 Hirnspatel gerade
2 Hirnspatel gebogen
2 Ventrikelpunktionsnadeln
Schädeltrepan de Martel
Antriebsmaschine
2 Anlegezangen für Hirnklips
Entfernungszange
2 Klammerblöcke
Knochenwachs
elektrisches Sauggerät
20 ml Injektionsspritze
stumpfe Kanüle
sterile, körperwarme Ringerlösung

9. Bauch- und Brustkorbverletzungen

Es ist zu unterscheiden zwischen den geschlossenen oder stumpfen und den offenen oder perforierenden Verletzungen der beiden großen Körperhöhlen. Nicht selten werden durch die einwirkende Gewalt sowohl Organe des Abdomens als auch des Thorax geschädigt. Die in Friedenszeiten häufigeren gedeckten Verletzungen stellen hohe Anforderungen an die Diagnostik bezüglich der rechtzeitigen Indikationsstellung zur Operation. Dabei ist eine Organdiagnose der Verletzung häufig nicht möglich.

Das Operationsteam muß wissensmäßig und instrumentell für die Versorgung aller möglichen Verletzungen ausgerüstet sein.
Bei den stumpfen Bauchtraumen steht die Verletzung der Milz im Vordergrund.

Lagerung: In der Regel Rückenlagerung

Blutsperre: keine

Operateure: 3–4

Operation: Der operative Zugang richtet sich nach der Verdachtsdiagnose. Der Operationsablauf selbst wird bestimmt durch die intraoperativ vorgefundene Situation.

Drainage: Vom Operateur je nach Organverletzung festzulegen

Verband: Wundverband

Röntgen: entfällt

Instrumente:
Satz für Abdomen- und Thoraxraum

Sachwortverzeichnis

Abdecktücher 14
Abbruch eines Keiles vom hinteren unteren Schienbeinende 140
Achillessehnenriß 133
Amputation, Finger 100
–, Oberarm 99
–, Oberschenkel 115
–, Unterarm 99
–, Unterschenkel 132
Antriebsmaschinen 31
Apophysenlösung, Oberarmepikondylen 82
Ausziehhaken für Marknägel 33

Bankart, Operation nach 73
Bauchverletzungen 145
Bezüge für Röntgenbildverstärker 14
Blutleere 16
Blutsperre 16
Bohrbüchsen 33
–, exzentrisch 35
–, neutral 33
Bohrer für Schrauben 24
Bohrmaschine für Markraum 31
Brustkorbverletzungen 145

Catgut 19
chirurgische Nadeln 18

Dermatom 68ff.
Dissektor Freer 35
Doppelschlitztücher 14
Drahtspannzange 47
Dreilamellennagel 27
–, Einschlaggerät 35

Eden–Hybinette, Operation nach 74
Einschlaggerät für Dreilamellennägel 35
– – Marknägel 36
Elle, Pseudarthrose 86
Ellenbruch 85
Ellenhakenbruch 82
Ellenhakenpseudarthrose 83
Ender, elastische Rundnägel nach 28
–, Nagelung nach 107
Epiphysenlösung, Oberarmende, oberes 75
–, Oberschenkelkopf 103

Filmformate 18
Filmkassettenbezüge 14
Finger, Strecksehnenausriß 98
Fingerbruch 97
Freer, Dissektor 35
Führungsspieß für Marknägel 37
– – Markraumbohrer 37

Galeazzi, Bruch nach 89
Gewebeschutzblech 38
Gewebeschutzhülse 38
Gewindeschneider 41
– für Schrauben 24

Handchirurgiesatz für Knochen 57
– – Sehnen 57
– ohne Sehnen und Knochen 56
Handgelenk, Versteifung 91
Handkahnbeinpseudarthrose 92
Haut, Gittertransplantat 68
Hautübertragung 68
–, Reverdin 68
Hohlmeißelzange 41
Hüftgelenk 101
Hüftpfannenbruch 100
Humerusfraktur, distale 80
–, subkapitale 76

Instrumente, unfallchirurgische 32

Kardanschlüssel 47
Kniegelenk, Seiten- und Kreuzbänder, Riß 120
-, Versteifung 119
Kniescheibe, Bruch 117f.
-, Entfernung 118
-, Zuggurtung 117
Kniescheibenband, Riß 121
Kniescheibenverrenkung, gewohnheitsmäßige 119
Knöchel, Bruch des äußeren 136
-, - - - und inneren 141
-, - - inneren 138
-, Pseudarthrose des inneren 139
Knochenhaltezange 41
Knochenhebel 41
Knochenplatten 24
Knochensäge, oszillierende 31
Knochensatz für große Eingriffe 52
- - kleine Operationen 52
Knochenschrauben 21
-, Kortikalisschraube 22
-, Malleolarschraube 22
-, Spongiosaschraube 21
Knochensplitterzange 41
Kondylenplatte 31
Kopfraumfräser 41
Kortikalisschraube 22
Krause, Vollhautlappen nach 70
Kreuzbänder, Riß 120
Küntschernagel 25

Lagerung des Verletzten 11
Lambotte, Knochenhaltezange nach 41
Laschen 27
-, Steckschlüssel für 48
Leinenzwirn 19
Liston, Knochensplitterzange 41
Luer, Hohlmeißelzange 41

Malleolarschraube 22
Marknägel 25ff
-, Ausziehhaken 33
-, Einschlaggerät 36
-, Führungsspieß 37
-, hakenförmige 27
Marknagelentfernung, Oberschenkel 110
-, Schienbein 110
Markraumbohrer, Führungsspieß 37
Markraum-Bohrmaschine 31
Meißel 41
Meniskusverletzung, Kniegelenk 116
Mesh-Dermatom 69
Meßgerät, Schraubenlänge 47
Mittelhandknochen, Osteotomie 96
Mittelhandknochen I, Bruch 93
-, Verrenkungsbruch 94
Mollowitz, Dermatom nach 69
Monteggia, Bruch nach 88

Nachschlaggerät für Rundnägel 43
- - Schenkelhalsnägel 41, 43
- - Winkelplatten 43
Nadeln, atraumatische 18
- mit Öhr 18
-, öhrlose 18
Nahtmaterial, Catgut 19
-, Leinenzwirn 19
-, Seide 20
-, Stahldraht 21
-, Stärkebezeichnung 21
-, vollsynthetisches 20

Oberarmbruch, subkapital 76
-, suprakondylär bei Kindern 80
-, unteres Ende 80
Oberarmepikondylen, Apophysenlösung 82
Oberarmkopf, Bruch der Rollhöcker 75
-, - subkapital 76
Oberarmschaftbruch 77
Oberarmschaftpseudarthrose 78
Oberschenkel, Marknagelentfernung 110
Oberschenkelbruch, pertrochanter 104, 107

–, suprakondylär, hakenförmige Marknägel 111
– –, Kondylenplatte 112
Oberschenkelhalsbruch, Dreilamellennagel 104
–, Winkel- oder Kondylenplatte 105
Oberschenkelknorrenbruch 113
Oberschenkelkopf, Epiphysenlösung 103
Oberschenkelschaftbruch, gedeckte Marknagelung 108
–, offene Marknagelung 109
öhrlose Nadel 18
Öhrnadel 18
Operationswäsche 14
Osteosynthesematerial 21
Osteotomie, Mittelhandknochen 96
–, Wadenbein 129
oszillierende Knochensäge 31

Pfriem 41
Phemister, Operation 129
Pilon-Brüche 131
Plättchen 25
Platten, einfach, Drittelrohr 24
–, –, Halbrohr 24
–, für gelenknahe Brüche 24
–, gerade, breite 24
–, –, schmale 24
–, –, selbstspannende 24
Plattenspanner 47
Pseudarthrose, Elle 84
–, Ellenhaken 83
–, Handkahnbein 92
–, innerer Knöchel 139
–, Schienbein 129
–, Speiche 86
–, Unterarmschaft 88

Quadrizepsplastik 114

Raspatorium 41
Rektussehnenriß 116
Repositionszange 44
Reverdin, Hautläppchen nach 68
–, Kniescheibenband 121
–, Knieseitenband 120f.
–, Kreuzband 120f.
–, Rektussehne 116
Rolando, Bruch nach 93
Röntgen 17
Röntgenbildverstärker, Bezüge 14
Rundnägel, elastische nach Ender 28
Rush-Pin 27

Satz für Abdomen und Thorax 61
– für Lokalanästhesie bei Knochenbrüchen 60
– für kleine Schrauben und Plättchen 56
– für Schrauben und Platten 56
– für Wundversorgung 60
Schädeltrepanation 143
Schaftplatten 27
Schenkelhalsbruch 104ff.
Schenkelhalsnagel, Nachschlaggerät 41
Schenkelhalsplatte 30
Schienbeinbruch mit Beteiligung des oberen Sprunggelenkes 131
Schienbein, Marknagelentfernung 110
–, Marknagelung, gedeckt 123
–, –, offen 124
–, Plattenosteosynthese 125
Schienbeinkopfbruch 122
Schienbeinpseudarthrose 129
Schinck, Messer 69
Schlitzhammer 44
Schlitztücher 14
Schlüsselbeinbruch 71
Schlüsselbeinpseudarthrose 71
Schränkhebel 44ff.
Schrauben, Bohrer für 24
–, Gewindeschneider für 24
– und Platten, Satz für 56
Schraubenlängen-Meßgerät 47
Schraubenzieher 47
Schultereckgelenk, Verrenkung 72

Schulterverrenkung, gewohnheitsmäßige 73f.
Seide 20
Smith, Bruch nach 90
Spalthautlappen 68
Spannbohrbüchse 33ff.
Spanner, Platten für 47
Spannfutter 35
Spannzange 47
Speiche, Pseudarthrose 86
Speichenbruch 85
–, handgelenksnah 90
Speichenkopfbruch 84f.
Speichenschaftbruch 85f.
Spiralbohrer 23
Spongiosaentnahme, Darmbein 67
Spongiosaschraube 21
Stahldraht 21
Standardinstrumentensätze 50ff.
Steckschlüssel 48
Strecksehnenausriß, Finger 98
Streckverband 63
Strümpfe 15
Syndesmosenzerreißung 139

Totalendoprothese des Hüftgelenks 101
Tracheotomie 66
Trepanation, Schädel 143f.

Unterarm, Amputation 99
Unterarmschaftbruch 87
Unterarmschaftpseudarthrose 88f.
Unterschenkel, Amputation 132
Unterschenkelschaftbruch, äußere Spanner 127
–, Drahtumschlingung 120
–, gedeckte Marknagelung 123
–, offene Marknagelung 124
–, Plattenosteosynthese 125

Venae sectio 65
Verbrugge, Knochenhaltezange nach 40f.
Verrenkung, Schultereckgelenk 72
Verrenkungsbruch, 1. Mittelhandknochen 94
Versteifung, Handgelenk 91
–, Kniegelenk 119
–, Sprunggelenk, hinteres und unteres 134
–, –, oberes und hinteres unteres 135
Vollhautlappen 70
vollsynthetisches Nahtmaterial 20

Wadenbeinosteotomie 129
Weichteilsatz 51
Winkelplatte 30
–, Ein- u. Ausschlaggerät 37
–, Nachschlaggerät 43
Wundversorgungssatz 60

Zangen 48
Zerreißung, Bänder im Bereich des äußeren Knöchels 142
–, Syndesmose 139
Zuggurtung, Ellenhaken 82f.
–, Kniescheibe 117f.